Krebs heilen mit indianischen Kräutern

Melanie Jebauer

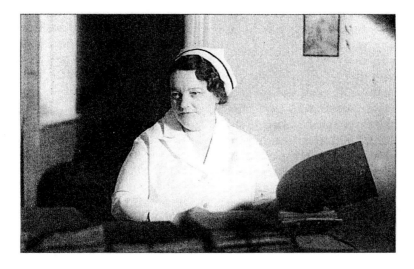

Rene M. Caisse RN

www.jimhumbleverlag.com

Krebs heilen mit indianischen Kräutern

Melanie Jebauer

Copyright © 2013 – Verlag: Das neue Licht Verlag

Das Neue Licht / Jim Humble Verlag
Postbus 276, 5900 AG Venlo

www.dasneuelicht.com
www.jimhumbleverlag.com

Erste Auflage: November 2013

ISBN: 9789088790805 Printbook
ISBN: 9789088790812 E-book

Lay out: Leo Koehof
Autor: Melanie Jebauer
Cover: Isis Sousa

Fotos Wikipedia/Henripekka Kallio

INHALT

VORWORT

Dieses Buch ist für all jene gedacht, die eine Alternative zur konventionellen Medizin suchen. Insbesonderen möchte es die Aufmerksamkeit auf ein Kräuterheilmittel und dessen Geschichte lenken, das eine hervorragende ergänzende Unterstützung zur Erhaltung unserer Gesundheit anbietet und auch eine Begleitung zur herkömmlichen Behandlung von Krebs sein kann.

Diese ursprünglich von Medizinkundigen in Ontario, Kanada, angewandte Rezeptur wurde mittlerweile von sehr vielen Menschen erfolgreich verwendet. Wenn das eine oder andere indianische Heilrezept in weiße Hände gelangt, so gilt dies unter „First Nations" (Bezeichnung der kanadischen Ureinwohner) entweder als Verrat oder es handelt sich um einen spontanen Akt des guten Willens. Durch einen solchen „guten Willen" gelangte ein als **„Essiac"** bekanntes Teerezept in die Hände von **Rene M. Caisse**, einer kanadischen Kranken-schwester, die damit vielen Krebskranken ihr Leiden erleichtern konnte. Wie sich später zeigte, war diese Rezeptur nur ein Bruchteil des ursprünglich aus neun Kräutern und Wurzeln bestehenden Heiltrankes mit dem Namen **„Utinam",** über den in der Neuen Welt seit jeher viel spekuliert wurde. Neben der Vier gilt die Zahl Neun als heilig und „Utinam" stellt eine Umkehrung des Wortes „Manitu" dar, das die Indianer nicht grundlos aussprechen. Sie umschreiben den „Heiligen Trank", dessen Rezept von den Ojibwa- und Cree-Indianern Kanadas stammt, auch mit dem Ausdruck **„Auf Adlers Flügeln schwingen-des Lebenselexier".**

Es ist vor allem Rene M. Caisse, der es zu verdanken ist, dass diese Kräuter unter dem Namen „Essiac", welches aus vier Kräutern bestand und das mittlerweile als Flor*Essence bekannt ist (eine Weiterentwicklung mit acht Kräutern), und ebenso das Originalrezept mit den neun Kräutern (wird als Indian*Essence vertrieben) heute auch uns zur Verfügung stehen.

Rene Caisse hat diese Kräuter in den 1930er Jahren vor allem bei Krebserkrankungen angewandt, und erst im Laufe der Zeit hat sich die wertvolle entgiftende und blutreinigende Wirkung der Inhaltsstoffe herausgestellt. Sie bilden eine wichtige Unterstützung für das Immunsystem und somit für die Gesunderhaltung des gesamten Körpers.

Neuere klinische Daten bestätigen und untermauern die wohltuende und immunstimulierende Wirkung dieser Kräutermischung, und obwohl es Rene Caisse nicht leicht gemacht wurde, ihre Patienten damit zu behandeln, haben die Kräuter eine erstaunlich erfolgreiche Geschichte in Kanada und den USA hinter sich.

Rene Caisse widmete ihr ganzes Leben der Erforschung der Wirkungsweise und bevorzugte im Laufe der Zeit eine Mischung aus der Wurzel des Kleinen Sauerampfers, der inneren Rinde der nordamerikanische Rotulme, der Rhabarberwurzel und der Klettenwurzel, wobei sie dem Kleinen Sauerampfer immer den Vorzug gab und darauf bestand, dass dessen Wurzeln immer enthalten sein müssten.

Über die Jahre hat Rene Caisse wohl versucht, die Mischungen individueller an die jeweiligen Patienten anzupassen. Es gibt mittler-weile verschiedene Rezepturen, unter anderen auch die durch vier weitere Kräuter ergänzte Rezeptur, die von **Charles A. Brusch** und Elaine Alexander, die das Werk von Rene Caisse später weitergeführt haben. In deren Rezeptur besteht die Mischung aus den vorgenannten ersten vier Kräutern plus Rotklee, Brunnenkresse, Benediktenkraut und Braunalge. Diese Mischung wird zum Beispiel unter dem Namen Flor*Essence verkauft.

Das Ziel dieses Buches ist es nun, die Aufmerksamkeit auf ein Mittel zu lenken, das generell zur Aufrechterhaltung des Immunsystems und zur Unterstützung des Körpers bei allen möglichen Erkrankungen angewendet werden kann. Durch seine einzigartige Rezeptur ist es in besonderem Maße dazu geeignet, ein Gegengewicht zu unserem „modernen" Leben mit all seinen Giften zu bilden. Es werden außerdem Informationen zu den einzelnen Pflanzen und den wichtig-sten Bausteinen unserer Ernährung gegeben, die jede für sich schon einen wertvollen Beitrag zu unserer Gesundheit liefert.

Zunächst aber ein Überblick über die Geschichte von Essiac und seiner Entwicklung bis heute.

1. RENE CAISSE

Rene Caisse wurde am 11. August 1888 im kanadischen Bracebridge, Ontario, geboren. Sie war das achte von 17 Kindern, von denen nur elf überlebten. Ihre Familie hatte frankokanadische Wurzeln und kam aus Quebec.

Rene Caisse über ihre Eltern: *„Meine Eltern zogen ihre acht Mädchen und drei Jungen in Liebe auf; und in dem Glauben, dass der Respekt und die Liebe unserer Mitmenschen gegenüber wichtiger seien als Reichtum."*

Von klein auf war es ihr Traum, den Kranken und Leidenden zu helfen. Da sie aber in einer großen katholischen Familie Anfang des zwanzigsten Jahrhunderts aufwuchs, bedeutete das für sie, dass das nötige Geld für ein Studium, speziell für ein Mädchen, nicht da war,

Anstatt also Ärztin zu werden, ließ sie sich in Greenwich, Connecticut, zur Krankenschwester ausbilden. Als sie nach Bracebridge zurückkam, arbeitete sie dort bis 1912 als Krankenschwester in Privathäusern.

Nach einer Typhusepidemie in Ontario, bei der sie sich als sehr tüchtig bewiesen hatte, und einigen weiteren Fortbildungen, wurde sie schließlich Oberschwester.

Sie war Mitte 30, als sie schließlich im "Sisters of Providence Hospital" in Haileybury, Nord-Ontario, eine Frau traf, die ungewöhnliche Narben auf ihrer rechten Brust aufwies.
Als sie die Frau danach fragte, erzählte ihr diese die folgende Geschichte:

„Vor fast 30 Jahren kam ich von England hierher. Ich wollte zu meinem Ehemann, der hier in der Wildnis von Nord-Ontario als Minenarbeiter sein Geld verdiente. Meine rechte Brust war schon bald nach der Ankunft stark angeschwollen und tat ziemlich weh. Mein Ehemann brachte mich nach Toronto, wo die Ärzte mir sagten, dass ich Krebs im

fortgeschrittenen Stadium hätte und dass meine Brust sofort abgenommen werden müsste.

Bevor wir ins Krankenhaus gefahren waren, hatte mich ein sehr alter indianischer Medizinmann angesprochen und mir gesagt, dass ich Krebs hätte und er mir helfen könne. Ich entschied mich, sobald als möglich seine Medizin auszuprobieren, bevor ich mir die Brust abnehmen ließ. Eine Freundin war bei so einer Operation gestorben und außerdem hatten wir ohnehin kein Geld.

Der alte Medizinmann zeigte mir die Kräuter, die ich brauchen würde, wie ich den Trank herstellen sollte und erklärte mir, dass ich ihn jeden Tag trinken müsste. Es dauerte etwa ein Jahr, bis ich wieder völlig gesund war."

Die Patientin war zu der Zeit, als Rene sie traf, 80 Jahre alt und hatte nie wieder einen Rückfall gehabt. Die lokalen Vernarbungen der Brust waren ganz natürlich entstanden, da das gesunde Gewebe schon angegriffen war, bevor der Krebs unter Kontrolle gebracht werden konnte.

Rene schrieb: *„Ich war natürlich sehr interessiert und schrieb mir die Namen der Kräuter, die sie verwendet hatte, auf. Wenn ich jemals Krebs bekommen sollte, wollte ich diese Kräuter auf alle Fälle ausprobieren."*

Etwa ein Jahr später besuchte sie einen Arzt, der mittlerweile pensioniert war und den sie sehr gut kannte. Sie gingen langsam in seinem Garten spazieren, als er seinen Stock nahm und ein Unkraut hochhielt.

Er sagte zu Rene: *„Wenn die Menschen dieses Unkraut hier verwenden würden, gäbe es nur wenige oder gar keine Krebserkrankungen."*

„Er nannte mir den Namen der Pflanze, und tatsächlich war es eines der Kräuter, die mir die Frau als Bestandteil der Medizin angegeben hatte, die sie von dem Medizinmann bekommen hatte."

Das Kraut, auf das der Doktor deutete, war der Kleine Sauerampfer.

2. DER MEDIZINMANN

Es gibt weder gesicherte Kenntnisse darüber, wie er hieß, noch zu welchem Stamm er gehörte. Zu dieser Zeit gab es etwa sechs verschiedene Indianerstämme, die im Norden Ontarios ansässig waren. Es gibt auch keinerlei Beweise für die weit verbreitete Vermutung, dass er ein Mitglied des Ojibwa-Stammes war, allerdings ist es relativ wahrscheinlich, da man von den Ojibwa-Medizinmännern und -frauen weiß, dass sie Mitglieder einer Gemeinschaft sind, die sich „Midewiwin" nennt. Übersetzt heißt das in etwa: „Kreis der Heilkundigen".

Eine Ausbildung zu einer Medizinfrau oder zu einem Medizinmann dauerte zwischen vier und acht Jahren und bestand aus mehreren Stufen, wovon die letzten vier die schwierigsten waren. Die jeweiligen Lehrer wurden für die verschiedenen Stadien der Ausbildung unterschiedlich bezahlt, das heißt je spezialisierter und tiefgreifender das Wissen war, desto höher war auch die Bezahlung.

Im Übrigen zeichneten sich die Medizinmänner und -frauen durch hohe Moral- und Wertevorstellungen aus.

Sie verließen sich auch nicht darauf, dass einmal erlerntes Wissen für immer Bestand hatte. So kann man sich vorstellen, dass Medizinmänner und -frauen sich immer weiterbildeten und sich auch auf bestimmte Krankheiten spezialisierten. Die enge Verbindung zwischen ihrem Glauben und ihrem Heilwissen wurde auch später noch in den Gebieten der Ojibwa in Minnesota, Ontario, Wisconsin und Manitoba genutzt.

Man kann davon ausgehen, dass die amerikanischen Ureinwohner (Native Americans) ein großes Wissen über den Nutzen und die Anwendung der Pflanzen bei allen möglichen Krankheiten besaßen. Es heißt, dass sie ihr Wissen durch Träume und Visionen von den Spirits bekämen, außerdem seien sie gute Beobachter und nutzten das instinktive Verhalten der Tiere.

Dieser Medizinmann jedenfalls musste ein tiefes Verständnis für die einzigartige Energiesignatur der Krebserkrankung gehabt haben, wenn er dieser Frau sozusagen im Vorbeigehen sagen konnte, dass sie an Krebs erkrankt war.

Die Heilmittel wurden für jeden Patienten individuell vorbereitet und die Wirkung der ersten drei oder vier Behandlungen beobachtet. Wenn es kein Zeichen einer Verbesserung gab, wurde die Art der Behandlung verändert.

Der Patient musste auch erst bezahlen, wenn eine Verbesserung eintrat und dann wurde ihm gezeigt, wie er die Behandlung selbst weiterführen konnte.

Die Ureinwohner hatten einen großen Respekt vor der Natur, nichts wurde verschwendet oder unnötig zerstört.

Bevor eine Pflanze abgeschnitten oder eine Wurzel ausgegraben wurde, sprachen sie folgendes Gebet:

Your spirit,
my spirit,
may they unite to make
one spirit in healing,
you have given beauty,
now we ask that you give
the gift of well being.

Dein Geist,
mein Geist,
mögen sie sich miteinander
zu einem Geist der Heilung verbinden.
Du hast uns Schönheit gegeben,
nun bitten wir dich,
uns das Geschenk der Gesundheit zu geben.

Heute werden die Indianer in Kanada als „First Nations People" bezeichnet oder als „Native Americans" in den USA.

3. ESSIAC

Zunächst einmal verschwand die Rezeptur in einer Schublade, und Rene Caisse holte sie erst wieder heraus, als ihre Tante Mireza Potvin 1924 an inoperablem Magenkrebs erkrankte und ihr nur noch sechs Monate zu Leben gegeben wurden. Rene bat den zuständigen Arzt Dr. Robert Fisher, ihrer Tante unter seiner Beobachtung den Kräutersud geben zu dürfen. Zwei Monate später konnte ihre Tante wieder essen, und auch ihre Verdauung kam wieder in Gang.

Dr. Fisher untersuchte seine Patientin immer und immer wieder, daher ist es medizinisch einwandfrei bewiesen.

Mireza Potvin lebte anschließend noch 21 Jahre.

Dr. Fisher war dermaßen beeindruckt, dass er Rene bat, noch andere seiner Krebspatienten zu behandeln. Natürlich verbreitete sich diese Geschichte sehr schnell, und einige Kollegen von Dr. Fisher machten es ihm nach.

Um diese Zeit herum gab Rene Essiac seinen Namen, es ist ihr eigener Name: **Caisse**, nur rückwärts gelesen.

Eines Tages behandelte Dr. Fisher eine Patientin, die nicht nur an Krebs litt, sondern auch Diabetes hatte. Rene weigerte sich, sie zu behandeln, solange sie Insulin nahm. Sie wollte keinesfalls dafür verantwortlich sein, wenn etwas passierte, falls sich die Kräuter nicht mit dem Insulin vertrugen. Man entschied sich daher, die Insulingaben zu unterbrechen, und die Frau bekam Essiac. Zunächst wuchs der Tumor noch mehr, und man befürchtete schon das Schlimmste, dann aber setzte die Heilung ein, das Geschwür wurde immer kleiner, bis es nach sechs Monaten völlig verschwunden war. Womit niemand gerechnet hatte, war, dass auch der Diabetes verschwunden war.

Im gleichen Jahr wurde Rene gefragt, ob sie einen alten Mann behandeln würde, dessen Gesicht von einem Hautkrebs zerfressen war und der durch die Behandlung mit Radium schlimme Verbrennungen erlitten hatte. Er blutete im Gesicht, und man nahm an, dass er innerhalb von ein paar Tagen sterben würde. Rene behandelte ihn mit einer Lösung aus dem Kleinen Sauerampfer und Kanadischem Blutkraut. Innerhalb von 24 Stunden konnte die Blutung gestoppt werden. Sein Gesicht heilte zumindest soweit, dass er sich während der letzten sechs Monate, die er noch lebte, einigermaßen wohlfühlte.

Es war Dr. Fisher, der schließlich auf die Idee kam, einem Mann mit Kehlkopfkrebs, eine Injektion mit dem Sud zu geben. Als Rene, auf die Bitte von Dr. Fisher das Mittel direkt in die Zunge des Mannes spritzte, kam es zu einer ziemlich heftigen Reaktion.

Rene beschrieb sie so:
„Ich war zu Tode erschreckt! Der Patient bekam starken Schüttelfrost und seine Zunge schwoll so stark an, dass Dr. Fisher sie mit einem Spatel hinunterdrücken musste, damit er noch atmen konnte. Das dauerte etwa 20 Minuten. Dann ging die Schwellung zurück, und auch der Schüttelfrost verschwand."

Die Behandlung war erfolgreich, der Tumor hörte auf zu wachsen und der Patient lebte noch vier Jahre ohne weitere Behandlung.

Durch diese Ergebnisse und die positive Einstellung der Ärzte ermutigt, setzte Rene Caisse ihre ganze Energie daran, sich mit der Krankheit Krebs intensiver auseinanderzusetzen. Über die nächsten zwei Jahre hinweg, behandelte sie sehr viele Patienten, die von deren Ärzten zu ihr geschickt worden waren, und sammelte sehr wertvolle Erkenntnisse darüber, wie die Kräuter eingesetzt werden konnten. Leider wurden die meisten Patienten erst im Endstadium zu ihr geschickt. Rene war davon überzeugt, dass sie den Menschen noch besser helfen könnte, wenn sie früh genug zu ihr kämen, ohne vorher schon mit all den schädlichen Röntgenstrahlen und Bestrahlungen behandelt worden zu sein.

Dr. Fisher schlug ihr vor, ein Behelfslabor im Keller ihrer Mutter in Toronto einzurichten, und dort begann sie, die Wirkung und die Eigenschaften jeder einzelnen Pflanze zu testen, um diejenigen herauszufinden, die nicht unbedingt nötig waren. Er ermutigte sie auch, mit einer Injektions-Therapie zu experimentieren und riet ihr, zunächst den Eiweißgehalt zu reduzieren.

Sie schrieb:

„Ich fing an, indem ich eine Substanz nach der anderen wegließ. Als das Eiweiß völlig eliminiert war, fand ich heraus, dass der Bestandteil, der den Tumorwuchs stoppte, durch intramuskuläre Injektion gegeben werden konnte, ohne die Reaktionen hervorzurufen, die bei meinen ersten Experimenten mit Mäusen das Ergebnis waren. Allerdings fand ich heraus, dass die Bestandteile, die ich für die Injektion entfernt hatte, für die Behandlung wichtig waren. Es sah so aus, als ob diese dafür sorgten, dass das zerstörte Gewebe abtransportiert werden konnte und die Entzündungen abheilten, die durch den Tumor entstanden waren.
Durch die Gabe intramuskulärer Injektionen in den Unterarm, die den Wuchs der mutierten Zellen stoppte, und die gleichzeitige orale Einnahme, die das Blut reinigte, bekam ich schnellere Ergebnisse, als wenn die Kräuter lediglich oral eingenommen wurden. Dies war meine ursprüngliche Behandlung, bis Dr. Fisher vorschlug, weitere Experimente zu machen und eine Injektionslösung zu entwickeln, die bei den Patienten keine heftigen Reaktionen mehr auslöste.“

Sie hatte Erfolg. Durch ihre Arbeit fand sie schließlich heraus, dass vor allem der Kleine Sauerampfer einen großen Anteil bei der Bekämpfung der Zellwucherungen hatte und das einzige der acht Kräuter war, das, wenn nötig, ohne Probleme so nah wie möglich am Tumor intramuskulär injiziert werden konnte.

Beispielsweise konnte man es um die Leiste herum injizieren, um Gebärmutter- oder Gebärmutterhalskrebs zu behandeln.

4. DIE ENTWICKLUNG DER ESSIAC-REZEPTUR

Das medizinische Interesse an Essiac wuchs, und am 27. Oktober 1926 unterzeichneten acht Ärzte, darunter auch Dr. Fisher, eine Petition, die sie an den Gesundheitsminister von Ontario mit der Bitte richteten, der Krankenschwester Rene Caisse eine Gelegenheit zu bieten, ihre Forschungen auszuweiten:

„Wir, die Unterzeichnenden, sind uns sicher, dass die Behandlung mit der Kräutermischung, wie sie durch die Krankenschwester R. M. Caisse durchgeführt wird, keinerlei Schaden hervorruft, im Gegenteil, es werden Schmerzen gelindert oder verschwinden ganz, das Wachstum von Tumoren wird gestoppt beziehungsweise zumindest reduziert, und die Lebensdauer der Patienten, sogar die von hoffnungslosen Fällen, wird verlängert.
Soweit wir wissen, wurde ihr bisher kein Fall übergeben, bevor nicht alle medizinischen und chirurgischen Möglichkeiten ausgeschöpft waren. Dennoch konnte sie sogar in diesem späten Stadium bemerkenswerte Ergebnisse erzielen.
Wir wären sehr interessiert daran, ihr die Gelegenheit zu bieten, ihre Arbeit zu beweisen. Sie behandelt ihre Patienten ohne dafür eine Bezahlung zu verlangen und hat nun schon zwei Jahre Erfahrung damit."

Die Antwort kam ziemlich prompt. Allerdings nicht so, wie sich das die Ärzte oder Rene das vorgestellt hatten.

Ohne Ankündigung wurden zwei Ärzte zu Rene nach Hause geschickt. Sie hatten ein offizielles Schreiben dabei, welches sie dazu autorisierte, Rene festzunehmen, da sie „ohne Lizenz praktiziert habe."

Sie konnte der Festnahme glücklicherweise entgehen, indem sie erklärte, niemals einen Patienten ohne Überweisung des behandelnden Arztes, behandelt zu haben. Als man herausfand, dass sie mit neun der angesehensten Ärzte zusammenarbeitete, wurde arrangiert, dass sie ab nun im Christie Street Veteran's Hospital an Mäusen experimentieren durfte.

In einem Interview erzählte Rene später davon:
„Diese Mäuse wurden mit Rous Sarkomen beimpft. Mit Essiac konnte ich sie 52 Tage lang am Leben erhalten – das war länger, als es jemals jemandem gelungen war."

Bei einem weiteren Versuch schaffte sie sogar 72 Tage.

Dr. J.A. McInnis unterstützte Renes Arbeit und stellte ihr Dr. Frederick Banting vor, der aufgrund seiner Arbeit mit Insulin im Forschungslabor der Universität von Toronto, schon weltweit bekannt war. Ausgerüstet mit detaillierten Aufzeichnungen, Röntgenaufnahmen und Fotos hoffte sie, dass dies vielleicht die Gelegenheit war, die medizinische Welt davon zu überzeugen, dass Essiac ein gutes Heilmittel ist und es wert war, nähere Untersuchungen damit zu machen.

Er hatte natürlich schon von ihren Erfolgen mit Diabetespatienten ge-hört und vermutete, dass einige Komponenten der Pflanzenstoffe die Bauchspeicheldrüse dazu angeregt hatten, wieder Insulin zu produ-zieren.

Nachdem er alles sorgfältig überprüft hatte, saß er still da und meinte dann: *„Schwester Caisse, ich sage nicht, dass Sie ein Heilmittel gegen Krebs haben, aber es gibt definitiv mehr Beweise dafür, dass Sie Krebs besser behandeln können, als irgendjemand anderer auf der Welt."*

Er riet ihr, sich an der Universität für bessere Forschungsmöglichkeiten zu bewerben und bot ihr sogar an, in seinem eigenen Labor am Ban-ting-Institut zu arbeiten. Aber dieses Angebot hätte bedeutet, das Ge-heimnis des Originalrezepts preisgeben zu müssen. Außerdem hatte sie keine Garantie, dass sie die Forschungen persönlich betreiben konnte. Aufgrund der Geschehnisse mit dem Gesundheitsministerium befürch-tete sie, dass man sie ausnützen würde oder ihr irgendwann ihre Ver-dienste um Essiac vorenthalten könnte.

Anstatt also zu riskieren, dass die Formel am Ende in den Archiven landete und dort vergessen wurde, entschied sie sich dazu, dafür zu sorgen, dass jeder Krebspatient freien Zugang zu Essiac hatte, was bedeutete, dass sie unbedingt die Kontrolle darüber behalten musste.

Ihr war natürlich klar, dass sie als Krankenschwester nicht in der gleichen Position war wie ein Arzt, dennoch wollte sie für ihre Arbeit zumindest Anerkennung. Sie besaß den Willen und den Mut, etwas ganz Neues zu erforschen, war dabei aber von einer Hierarchie umgeben, die vor allem männlich geprägt war. Auf die Konfrontation und die Opposition, die sie dabei oftmals erfuhr, war sie nicht vorbereitet. Als sie die erwartete Anerkennung nicht bekam, ging sie selbst zum Angriff über.

Rene war eigensinnig und kompromisslos. Sie stand mehr oder weniger ihr ganzes weiteres Leben mit dem Rücken zur Wand und versuchte, sich an ihrem Glauben festzuhalten, dass sie etwas für die Menschheit sehr Wertvolles vor skrupellosen Ärzten und Politikern schützte; nämlich das Geheimnis der Essiac-Rezeptur.

Sie schrieb später: *„Selbst heute ist es schwer, wenn nicht sogar unmöglich, als unabhängiger Forscher gegen die Pharmakonzerne anzukommen. Wenn man sich vorstellt, wie viele Millionen schon für die Krebsforschung ausgegeben wurden, und dass dabei fast nichts Neues heraus kam oder entdeckt wurde, ist klar, dass man sich von einer Krankenschwester, die ein simples Kräuterheilmittel zur Behand-lung von Krebs entdeckt hat, bedroht fühlt."*

5. DIE GRÜNDUNG DER BRACEBRIDGE-KLINIK

In den nächsten Jahren arbeitete Rene weiterhin als Krankenschwester in einer 12-Stunden-Schicht und behandelte Menschen mit der Kräutermischung, die zu ihr nach Hause kamen. Die Nächte verbrachte sie mit der Zubereitung des Suds und ihren Forschungen. Als ihr das letztendlich zu viel wurde, gab sie ihre Arbeit im Krankenhaus auf und konzentrierte sich auf die Behandlung der Menschen, für die sie oft genug die letzte Hoffnung war.

Da ihr Lebensunterhalt nun von Spenden abhängig war, arbeitete sie ab und zu im Christie Street Hospital, wo sie den Ärzten bei ihren Studien an Tieren assistierte und Patienten behandelte, die sich von ihren Krebsleiden erholten.

Als ihre Mutter an Krebs erkrankte, behandelte Rene sie ebenfalls mit der Sauerampfer-Injektion und gab ihr den Essiac-Sud zu trinken. Sie erklärte ihr, dass der Arzt dies als Zusatzmedikation empfohlen habe. Renes Mutter lebte noch weitere 18 Jahre und starb 1948 im Alter von 90 Jahren.

1934 waren zwei Ratsmitglieder von Bracebridge, einer davon Arzt, von Renes Arbeit so beeindruckt, dass sie ihr ermöglichten, eine Klinik im alten British Lion Hotel im Zentrum der Stadt zu eröffnen. Die Miete wurde auf zwölf Dollar pro Jahr festgelegt, einschließlich Heizungskosten und Hausmeister.

Rene war 47 Jahre alt, als sie im August 1935 die Bracebridge-Klinik eröffnete. Sie war an drei Tagen in der Woche geöffnet, einschließlich Samstag und Sonntag. Zu der Zeit hatte sie schon mehr als zehn Jahre Erfahrung mit der Anwendung von Essiac.

An manchen Tagen besuchten durchschnittlich 30 Patienten die Klinik, die an den verschiedensten akuten und chronischen Krankheiten wie Geschwüren und Nierenbeschwerden litten.

Rene machte außerdem regelmäßige, wöchentliche Besuche in Toronto, um dort noch mehr Patienten zu behandeln. Ihre Schwester und ihre Nichte halfen ihr in der Klinik, Freunde und Bekannte ernteten den Sauerampfer und die anderen Pflanzen. Die Kräuter, die nicht in der Gegend wuchsen, kaufte sie dazu, und jeden Abend bereitete sie den Sud für den nächsten Tag vor.

Eine Klinik zu führen, in der sie kein Recht hatte, eine Bezahlung für ihre Behandlung einzufordern, war ein gewagtes Unternehmen, denn es bedeutete, dass sie für ihren Lebensunterhalt weiterhin vollkommen auf Spenden angewiesen war. Ihre wachsende Reputation und der Respekt einiger Ärzte ermutigten jedoch viele Patienten, ihre Klinik zu besuchen. Einige lebten noch 30 Jahre später und waren gerne bereit, in den Anhörungen, die stattfanden, von ihren Erfahrungen zu berichten.

Jeder Patient, der sich von Rene behandeln lassen wollte, musste zunächst eine schriftliche Diagnose des behandelnden Arztes mitbringen und wurde dazu angehalten, die Klinik nur dann zu besuchen, wenn gar nichts anderes mehr half. Allerdings schickte sie aber auch niemanden weg, wenn der zuständige Arzt nicht bereit war zu kooperieren.

Viele der Papiere über die einzelnen Fälle wurden unabsichtlich vernichtet, als ihre Verwandten nach Renes Tod deren Haus räumen mussten. Es gibt auch keine Aufzeichnungen über die Einnahmen und die Ausgaben der Klinik.

Man weiß lediglich, dass die Klinik nur über ein geringes Budget verfügte und alle Behandlungen möglichst günstig sein mussten.

Eine typische Behandlung bestand zu dieser Zeit aus einer zumeist einmaligen, manchmal aber auch zweimaligen Behandlung pro Woche, die eine Injektion und eine orale Gabe der Kräutermischung beinhaltete, dazwischen sollten mindestens 48 Stunden Pause sein. Diese Prozedur dauerte meist etwa drei Monate.

Einige Patienten erzählten, dass sie routinemäßig zwei Mal die Woche behandelt wurden und sie eine Flasche mit der Medizin für zu Hause mitbekamen.

Die Verabreichung des Kleinen Sauerampfers durch eine Injektion erhöhte die Wirkung der Behandlung und half auch dabei, die Kosten gering zu halten. Durch die Selbstversorgung mit den Kräutern gab es auch relativ wenige Auslagen. Die einzigen größeren Anschaffungen waren ein Mahlgerät, und eine Maschine, mit deren die Ampullen für die Injektionen hergestellt werden konnten.

Im Jahre 1936 wollte die kanadische Ärztekammer das steigende Interesse an Rene Caisse und der Bracebridge-Krebsklinik unterbinden. Am 23. Juli 1936 schrieb ihr Dr. Banting, dass die kanadische Ärztekammer unter Dr. J. A. Faulkner ihn „gebeten" habe, mit ihr in Kontakt zu treten und sie zu bitten, gemeinsam mit ihm eine neue Serie von Tierversuchen durchzuführen.

Folgendes bot er ihr an:

1. Sie bekommen Mäuse, die mit Maus-Sarcoma infiziert wurden.
2. Sie bekommen Hühner, die mit Rous-Sarkoma infiziert wurden.
3. Diese Tiere werden Ihnen täglich zwischen neun und 15.00 Uhr in Ihr Labor geschickt, außer an Sonntagen und im Urlaub, sodass Sie die Tiere behandeln können, wie Sie möchten.
4. Man wird von Ihnen nicht verlangen, die Formel offenzulegen.
5. Alle Ergebnisse müssen zuerst mir vorgelegt werden, es darf nichts an die Öffentlichkeit gelangen.
6. Wenn nötig werden besondere Vereinbarungen für die Behandlung der Tiere an Wochenenden getroffen.

Das war ein geschickter Schachzug. Einerseits wurde ein sehr renommierter und bekannter Arzt, nämlich Dr. Banting, eingeschaltet, andererseits bekam sie das Versprechen, formelle Untersuchungen durchführen zu können.

Dr. Banting gab ihr gegenüber aber zu, dass sie ihre Konzentration auf die Tierversuche legen müsste, und sie ihre Patienten nicht selbst weiter behandeln könnte.

Da Rene bereits Tierversuche durchgeführt hatte und ihre Patienten bei dem Gedanken, sie könne sie nicht mehr behandeln, in Panik geraten waren, lehnte sie das Angebot ab. Bei dieser Entscheidung spielte natürlich auch die Behandlung durch das Gesundheitsministerium und einige Ärzte eine Rolle, die sie über die Jahre noch misstrauischer gemacht hatten.

Es gab danach noch zwei weitere Petitionen an das kanadische Gesundheitsministerium, wieder von angesehenen Ärzten, die ihrer Befürchtung Ausdruck verliehen, dass die Vereinigten Staaten von Amerika die Entdeckung von Essiac an sich reißen könnten. Sie baten darin noch einmal um eine umfassende Untersuchung und Anerken-nung der erfolgreichen Wirkung dieser Kräutermischung.
Beide Petitionen wurden nicht beantwortet.

Während sich Politiker und Ärzte, aber auch die Behörden in Ontario darüber uneinig waren, was zu tun sei, hatte sich der Erfolg von Essiac über die Grenzen Kanadas weiterverbreitet, und es wurden auch Patienten und Ärzte in den Vereinigten Staaten auf Rene aufmerksam. So begann Rene schließlich damit, auch in Chicago Patienten zu behandeln. Eine Zeit lang pendelte sie wöchentlich zwischen Toronto, Bracebridge und Chicago hin und her.

Wenn sie nicht in der Klinik arbeitete, fuhr sie mit dem Zug nach Toronto oder Chicago, um dort weitere Patienten zu behandeln. Nachdem sie von Dr. Wolfer aus Chicago gebeten wurde, ihn bei der Behandlung seiner Krebspatienten zu unterstützten, fuhr sie jeden Donnerstag dorthin. Die Ärzte waren so beeindruckt, dass sie ihr anboten, eine Klinik im Passavant Krankenhaus in Chicago zu eröffnen, falls sie in den Vereinigten Staaten bliebe.

Ein sehr skeptischer Arzt, Dr. Richard Leonardo aus Rochester, New York, der zu jener Zeit als Krebsspezialist sehr bekannt war, belächelte zunächst den Gedanken, dass Essiac irgendetwas bewirken könnte. Er hatte mehrere Bücher über Krebs geschrieben und war weit gereist, um sich ein Bild von anderen Möglichkeiten der Krebschirurgie zu machen.

Rene lud ihn ein, in der Klinik zu bleiben, um selbst zu erleben, wie sie die Patienten behandelte.

Am ersten Tag sprach er vor allem mit den Patienten und beobachtete Rene. Dann erklärte er ihr, dass er zwar sehen könnte, dass sie Erfolge hätte, aber dass diese auf ihren Glauben und ihre Ermutigung zurückzuführen seien, die sie den Patienten entgegenbrine. „*Diese Ergebnisse seien rein psychologisch zu erklären*", sagte er.

Am zweiten Tag ging er mit Rene in den Behandlungsraum, gemeinsam untersuchten sie die Patienten, und er sah ihr bei der Verabreichung von Essiac zu. Nach vier Tagen stieg sein Interesse immer mehr, Rene bemerkte, wie beeindruckt er war, und schließlich meinte er: „*Ich mag Ihre Behandlungsmethode. Ich denke, sie wird die ganze Theorie der Krebsbehandlung verändern, irgendwann wird es keine Operationen und Strahlenbehandlungen mehr geben. Wenn sich das durchsetzt, kann ich meine Bücher wegwerfen.*"

Zwar wurde Rene auch von seiner Seite das Angebot gemacht, in Amerika ein Krankenhaus aufzubauen, doch lehnte sie dies ebenso ab. Einerseits wollte sie, dass Kanada das Land sein würde, das den Menschen dieses Mittel zur Verfügung stellte, anderseits wollte sie auch ihre Patienten in Bracebridge nicht im Stich lassen. Ein weiterer sehr wichtiger Grund, den viele nicht verstanden, war, dass sie niemals die Absicht hatte, Geld mit Essiac zu verdienen, sie stand zu hundert Prozent im Dienste der erkrankten Menschen.

Im Sommer 1937 kam Dr. Emma Carson, eine renommierte Krebsspezialistin, die zu dieser Zeit schon pensioniert war, aus Los Angeles, um die Klinik zu besuchen. Eigentlich wollte sie nur einen Tag bleiben, doch es wurde ein ganzer Monat daraus. Akribisch machte sie jeden

Tag Aufzeichnungen und war damit die einzige Ärztin, die detaillierte Angaben über die Art machte, wie Rene arbeitete.

In dieser Zeit interviewte sie mehrere Hundert Patienten. Viele von ihnen erklärten, dass sie durch die Behandlung von Rene wieder gesund geworden seien. Hier ist ein Auszug aus dem Bericht, den sie nach ihrem Besuch verfasst hat:

„Ich war fest entschlossen, meine Untersuchungen völlig unvoreingenommen durchzuführen, dennoch war ich natürlich anfangs skeptisch.
Die große Mehrheit von Miss Caisses Patienten kamen erst zu ihr, nachdem sie schon diverse Operationen, Bestrahlungen, Röntgenuntersuchungen usw. hinter sich hatten.

Einige der Patienten versicherten mir, dass sie freiwillig mit der Einnahme jeglicher Schmerzmittel aufgehört hätten, nachdem sie eine Zeit lang mit Essiac behandelt worden waren.
Der Fortschritt und die Ergebnisse, die durch die Behandlung mit den Kräutern erreicht wurden, und die Schnelligkeit der Gesundung waren einfach unglaublich, man muss das mit eigenen Augen gesehen haben.

Miss Caisse gab mir Zugang zu allen Informationen, um mir zu beweisen, dass Essiac tatsächlich wirkte. Auf die Frage, ob Essiac Krebs heilt, antwortete sie:

> *„Selbst wenn es den Krebs nicht heilt, bringt es dem Patienten trotzdem Erleichterung, falls der Patient über genügend Vitalität verfügt, um auf die Behandlung zu reagieren."*

Obwohl ich schon in vielen Krankenhäusern überall auf der Welt gewesen bin, habe ich noch nirgends so eine friedliche und verständnisvolle Atmosphäre erlebt. Ich hoffe, dass die ganze Menschheit, über alle Nationen hinweg, Zugang zu diesem Mittel bekommen wird."

Emma Carson, 12. August 1937

6. DAS KIRBY-GESETZ

Mittlerweile hatte Rene so viele Unterstützer, die sich wünschten, dass die Kräuterformel endlich anerkannt wurde, dass im Jahre 1938 noch einmal eine Petition bei der kanadischen Regierung eingereicht wurde. Es kamen 55.000 Unterschriften zusammen. Rene sollte damit das Recht bekommen, jeden Patienten zu behandeln, bevor sie sich im Endstadium befanden.

„Die medizinische Wissenschaft hat Krebspatienten nichts anderes anzubieten als Bestrahlungen, Chemotherapie und Operationen. Die Chemotherapie hat den gegenteiligen Effekt, sie bewirkt Krebs. Und die Bestrahlungen treiben den Krebs noch mehr ins Gewebe und verbrennen es dabei auch noch."

Natürlich fühlte sich die Ärzteschaft dadurch angegriffen, vor allem, weil damit zum Teil ihre Existenz in Frage gestellt wurde. Es war daher nicht weiter verwunderlich, dass sie sich gegen eine Legalisierung von Essiac stellten.

Am Ende fehlten nur drei Stimmen, und der Antrag wurde abgelehnt.

In der Begründung hieß es, dass man damit offiziell die Behandlung mit Kräutern anerkennen würde, was aber ohne wissenschaftliche Untersuchungen und Beweise nicht ginge.

Zur gleichen Zeit hatte Harold Kirby, der neue Gesundheitsminister, das „Kirby"-Gesetz vorgestellt. Das Gesetz sah vor, alle Alternativbehandlungen, die für Krebserkrankungen angeboten wurden, zu untersuchen, um damit die Öffentlichkeit zu schützen. Es war ein offenes Geheimnis, dass es dabei vornehmlich um Essiac ging.

Die Lobby, die die Interessen der Ärztekammer repräsentierte, machte genügend Druck und befürwortete die Einsetzung eines Komitees, das weitere Untersuchungen durchführen sollte. Das Kirby-Gesetz bestimmte, dass alle Rezepturen, die untersucht werden sollten, an die

Kommission ausgehändigt werden mussten. Sollte man sich wiedersetzen dies zu tun, aber dennoch weiterhin Patienten damit behandeln, würde dies beim ersten Mal eine Strafe von 100 bis 500 Dollar nach sich ziehen, beim zweiten Mal 500 bis 2500 Dollar. Im Falle einer Weigerung, die Strafe zu bezahlen, würde derjenige für 30 Tage eingesperrt werden.

Rene war außer sich. Sie war auch vorher schon immer wieder damit konfrontiert gewesen, eingesperrt zu werden, und es war für sie der ultimative Verrat an allem, für das sie einstand, und aller ihrer Hoffnungen. Sie war am Boden zerstört, wütend und frustriert. In ihren Augen wurde sie sehr schlecht behandelt und von Mitgliedern der medizinischen Profession betrogen, die sich in etwas einmischten, was für sie eine rein parlamentarische Angelegenheit war.

Für sie bedeutete das nämlich, dass sie die Details des Essiac-Rezepts unter diesem neuen Gesetz jeder Kommission herausgeben musste. Es sollte zwar vertraulich behandelt werden, aber Rene könnte vor keinem Gericht ihr Recht einklagen, wenn es doch in unlautere Hände geriet.

Der ungeheure Druck, der auf ihr lastete, äußerte sich in Erschöpfung und Herzproblemen. Nach einem Kollaps musste sie zwei Monate Pause machen. Die Klinik wurde am 23. Mai 1938 geschlossen.

Viele Patienten und deren Freunde und Verwandte machten daraufhin ihrem Unmut in Form von Briefen an die Regierungsbüros Luft, sie gaben den Gesundheitsbehörden die Schuld für die Schließung und forderten, dass die Klinik wieder geöffnet wurde. Nach zehn Wochen gab der Gesundheitsminister Harold Kirby nach, und am 5. August wurde die Klinik wieder geöffnet. Man versicherte ihr, dass sie mit keinerlei Schwierigkeiten zu rechnen hätte.

Mittlerweile hatte sich der Zustand einiger Patienten schon arg verschlechtert, und einige waren gestorben. Die Patienten wurden weniger, denn auch deren Ärzte gerieten unter Druck, sollten sie weiterhin mit Rene zusammenarbeiten.

Rene hatte in der Zwischenzeit den Anwalt Charles McGaughey geheiratet, der ihr fortan unter die Arme griff und sie bei Rechtsfragen unterstützte.

Während der Gerichtsverhandlungen hatte sie immer klar gemacht, dass sie jeden einlädt, sich selbst ein Bild von ihrer Behandlung zu machen, und so lud sie die Kommission in die Klinik ein. Zwei von ihnen, Dr. T. H. Callahan und Professor R. C. Wallace nahmen die Einladung für den Februar 1939 an.

Sie erklärte ihnen:
„Die Patienten kommen herein und werden registriert, danach erzählen sie uns ihre Geschichte. Dann bitten wir sie, zu ihrem behandelnden Arzt zu gehen und sich von ihm die Diagnose geben zu lassen, bevor wir mit der Behandlung beginnen. Manchmal können sie diese Diagnose aber nicht bekommen, da der Arzt sich einer anderen oder zusätzlichen Behandlung verweigert.
Wenn Patienten nach Hause geschickt wurden, damit sie dort sterben, behandle ich sie dennoch, ich probiere es einfach. Solche Patienten habe ich aber nur wenige. Man kann sie schließlich nicht wegjagen, wenn dies ihre einzige Hoffnung ist.

In den meisten Fällen aber habe ich die Erlaubnis der Ärzte, die Patienten zu behandeln, und ich bekomme auch deren Diagnose.

Es gibt viele Patienten, die nichts weiter brauchen, als die hypodermale Injektion. Wenn ihr Allgemeinzustand einigermaßen gut ist, ist es unnötig, ihnen etwas anderes zu geben; zudem stellten wir fest, dass es kaum eine Reaktion auf die Injektion gibt. In manchen Fällen scheint sich die Sauerampferlösung direkt an die erkrankte Stelle zu begeben, man merkt das an den physischen Reaktionen der Patienten, die mit Gänsehaut, Fieber oder erhöhter Temperatur einhergehen. Es ist aber nie so, dass es gefährlich werden würde, es dauert etwa eine halbe Stunde, und danach fühlt sich der Patient wesentlich besser. Das passiert so gut wie immer."

Die Kommission gab sich zwar Mühe, Rene davon zu überzeugen, dass sie die Untersuchungen im Sinne der Kranken durchführen wollten. Doch befürchtete sie wohl nicht zu Unrecht, dass im Falle näherer Untersuchungen, zunächst die Behandlung an den Patienten eingestellt werden würde und an Tierversuchen geklärt werden sollte, ob Essiac tatsächlich eine Wirkung zeigte. Sie aber wollte, dass die Kommission die Wirkung von Essiac aufgrund der vielen Jahre anerkannte, in denen sie schon Patienten erfolgreich damit behandelt hatte.

Die beiden Kommissionäre blieben einen Tag. Ihr Bericht fiel recht skeptisch aus, und es wurde bemerkt, dass es keine klaren Beweise für die Wirksamkeit der Kräutermischung gäbe.

Am 4. Juli 1939 sollte es im Royal York Hotel in Toronto eine Anhörung geben, bei der die ganze Kommission anwesend war. Es kamen 387 ehemalige Patienten, die alle bereit waren auszusagen. Allerdings beschloss die Kommission, dass nur 49 davon angehört werden sollten.

Die ausgewählten Patienten beschrieben zunächst die Art ihrer Erkrankungen und in welcher Form sie von ihren Ärzten und im Krankenhaus behandelt worden waren. Viele schilderten auch die schlimmen Nebenwirkungen und Verbrennungen, die sie durch die Bestrahlungen oder durch die Operationen erlitten hatten. Den meisten hatte man nur noch ein paar Monate zu Leben gegeben, und schließlich waren sie aufgrund ihres sehr schlechten Zustands bei Rene gelandet.

Die Geschichten waren sehr emotional – oft genug erzählten sie von ihrer teilweisen oder sogar völligen Heilung durch die Behandlung mit Essiac. Häufig wurden die Worte „wundervoll" und „Wunder" dabei verwendet. Doch es half alles nichts, die Kommissionäre behaupteten einfach, dass die zuvor gestellten Diagnosen wohl nicht richtig gewesen seien. Es gab sogar Ärzte, die ihre eigenen Diagnosen leugneten. Der Anwalt von Rene ging davon aus, dass diese Ärzte dazu gedrängt wurden, dies zu behaupten und meinte, dass es eine eigene Kommission geben müsste, um diese Aussagen zu untersuchen.

Doktor Guyatt, ein Arzt von der Universität in Toronto, unterstützte Rene, indem er sagte, dass er gesehen hätte, wie Essiac den Patienten geholfen hat. Er stellte klar, dass er aufgrund seiner langjährigen Erfahrungen durchaus in der Lage wäre, Krebs zu diagnostizieren und dass seine Patienten alle von der Behandlung profitiert hätten.

Drei Wochen später wurden einige Ärzte vorgeladen, von denen ein paar angaben, dass Essiac ihren Patienten nicht geholfen hätte und sie gestorben seien. Rene wurde noch einmal befragt, und man machte ihr zum Vorwurf, dass einige Patienten nicht geheilt worden wären. Rene versuchte noch einmal zu erklären, dass sie schließlich vor allem Patienten im Endstadium behandelt hätte und sie es aber in vielen Fällen wenigstens geschafft hätte, ihnen die Schmerzen zu nehmen. Außerdem wundere sie sich darüber, wieso man die vielen Menschen, die tatsächlich geheilt worden wären, nicht ernst nehme.

Die Kommission fragte Rene noch einmal, ob sie nun bereit wäre, die Rezeptur herauszugeben, doch sie weigerte sich ein weiteres Mal. Sie antwortete: *„Ich will, dass die Kranken davon profitieren! Wenn man mir das versichern kann, gebe ich die Rezeptur gerne heraus, aber ich muss sicher sein, dass sie an die Leidenden weitergegeben wird!"*

Sechs Monate später, im Januar 1940, wurde Rene mitgeteilt, dass Essiac keinerlei Wirkung hätte.

Rene:
„Meiner Meinung nach war die Anhörung der Krebskommission die größte Farce, die jemals in der Geschichte der Menschheit vorgekommen ist. Es kamen über 380 Patienten, die von der Kommission auf 49 Patienten reduziert wurden. In dem Bericht der Kommission wurde später behauptet, dass überhaupt nur 49 Patienten gekommen wären. Die Diagnosen dieser Patienten seien entweder verfälscht gewesen oder konnten so nicht akzeptiert werden, und außerdem hätten 49 Ärzte falsche oder versehentliche Krebsdiagnosen gestellt. Es ist eine ziemlich traurige Sache, sich vorzustellen, dass es in unserem Land Ärzte geben soll, die gewisse Beschwerden als Krebs diagnosti-zieren beziehungsweise Patienten zum Sterben nach Hause schicken, da sie

nur noch ein paar Monate zu Leben haben, obwohl sie sich dessen gar nicht sicher sind."

Nach all den Rückschlägen und den Enttäuschungen war sie sehr erschöpft und entschloss sich, nach North Bay zu ziehen, wo ihr Mann eine Kanzlei hatte. Die Klinik in Bracebridge wurde im Jahre 1942 endgültig geschlossen.

Wir werden nie genau wissen, wie viele erfolgreiche Behandlungen es in der Klinik gegeben hat. Die dramatischsten Fälle von Rückbildungen scheint es bei denjenigen Patienten gegeben zu haben, bei denen im vorfeld keinerlei andere Behandlung durchgeführt worden waren und bei denen der UrsprungstTumor noch keine oder nur wenige Metastasen gebildet hatte.

Auch wenn die Klinik nun geschlossen war, behandelte Rene weiterhin Patienten mit Essiac, bis ihr Ehemann 1948 mit 57 Jahren starb.

7. RENE CAISSES NIERENTABLETTEN

Vermutlich hat Rene Caisse ihre Nierentabletten schon in den 30er Jahren entwickelt, um damit vor allem Männern mit Prostata- oder Blasenproblemen zu helfen.

Nie hätte sie in Betracht gezogen, ein Patent für Essiac zu beantragen, denn dann hätte sie das Rezept herausgeben müssen, aber bei den Nierentabletten traf das nicht zu. Und so beantragte sie im Juli 1940, mit der Unterstützung von Egerton R. Case, einem Spezialisten für Patente und Handelsmarken, das Patent. Es wurde am 5. August 1941 auf ihren Namen ausgestellt und galt für eine neuartige und nützliche Verbesserung in der Behandlung von Erkrankungen der Harnwege und der Nieren.

Das Patent wurde zunächst für 17 Jahre erteilt, danach war Rene verpflichtet, es jedes Jahr neu zu beantragen, bis sie ein lebenslanges Patent erteilt bekäme. Am 28. Februar 1942 beantragte sie außerdem die Registrierung der Handelsmarke R.M.C. für die Tabletten, welches ihr am 16. November des gleichen Jahres erteilt wurde. 1976 wurde das Patent dann offiziell widerrufen.

Anfangs stellte sie die Tabletten selbst her, bis eine Pharmafirma dies übernahm. Die Tabletten wurden von 1940 bis 1976 in allen Apotheken verkauft.

Die Erfindung bezieht sich auf eine Komposition zur Behandlung von Erkrankungen des Urogenitaltrakts und der dazugehörigen Harnwege. Es wirkt sowohl bei zu starkem und ständigem Harnfluss, aber auch wenn der Harnfluss verzögert ist. Gleichzeitig wird die Aktivität der Darmtätigkeit angeregt.

Die Gesundheit des Patienten verbessert sich dadurch insgesamt, da die Darm- und Harnentleerung wieder besser funktioniert.

Die besten Ergebnisse in der Wirkung zeigten sich bei Prostataproblemen und bei der Behandlung von Entzündungen oder Vergrößerungen der Organe, die in Zusammenhang mit dem Urogenitaltrakt stehen.

Folgende Bestandteile sind in den Tabletten enthalten:

- 2 Pfund gemahlene Beeren der Esche
- 1 Pfund gemahlene Wacholderbeeren
- 1 Pfund Klettenwurzel
- 2 Pfund Bärentraubenblätter
- ½ Pfund gemahlene Rotulmenrinde

Die Bestandteile werden zunächst gut gemahlen und dann gründlich gemischt, um sicherzustellen, dass jede Tablette, die gleiche Menge an Wirkstoffen enthält. Dann wird bei Zimmertemperatur Wasser dazugegeben und eine Paste angerührt. Aus dieser Masse werden die Tabletten geformt, wobei möglichst jede ein Gewicht von 0,32 Gramm haben sollte.

Die Dosierungsempfehlung liegt bei einer bis vier Tabletten täglich. Der Patient sollte möglichst mindestens sechs Gläser Wasser täglich trinken.

Die Mischung hilft dabei, die normalen Funktionen der Harnwege und der Darmtätigkeit wieder herzustellen.

Rene entwickelte auch folgenden Fragebogen für die Patienten:

- Ermüden Sie schnell?
- Müssen Sie ständig auf die Toilette?
- Können Sie nicht schlafen, weil Sie häufig aufstehen müssen?
- Haben Sie Rückenschmerzen?
- Fühlen Sie sich irgendwie antriebslos?

Sollten Sie eine dieser Fragen mit ja beantworten, dann könnte es sein, dass Ihre Nieren nicht richtig funktionieren.

Da die Nieren einen wichtigen Faktor bei der Verdauung und beim Stoffwechsel des Körpers darstellen, besteht die Gefahr, dass schädliche Substanzen nicht mehr aus dem Körper ausgeschieden werden. Das kann zu vielfältigen Störungen und Erkrankungen führen.

Die „R.M.C.-Nierentabletten" helfen dabei, dass sich die Nieren wieder erholen können und sich etwaige Störungen verringern.
Die pflanzlichen Wirkstoffe sind sehr wirkungsvoll und besonders für Männer zu empfehlen, die sich in oder jenseits der Lebensmitte befinden.

Bei der Beantragung des Patents wurden die Aussagen von fünf Männern beigefügt, die unter Eid die Wirksamkeit der Tabletten bestätigten. Zwei davon werden hier vorgestellt:

„Seit sechs Jahren hatte ich Probleme mit den Nieren und der Blase.
„Ich war bei vier verschiedenen Ärzten, aber keiner konnte mir richtig helfen. Schließlich war mein Zustand so schlecht, dass ich teilweise mehrere Wochen lang nicht arbeiten konnte.
Mein Rücken war sehr schwach, und ich litt unter sehr starken Schmerzen. Nachts musste ich vier bis fünf Mal auf die Toilette.
Vor einem Monat fing ich an, die Tabletten zu nehmen, und mir geht es mittlerweile wesentlich besser. Die Schwellungen in meinen Händen und Beinen sind zurückgegangen, und ich muss höchstens noch ein Mal in der Nacht urinieren. Der Urin ist außerdem viel klarer, und ich fühle mich sehr gut.
Die größte Erleichterung ist, dass ich nun ohne Schmerzen auf die Toilette gehen kann; vor einem Monat noch litt ich schrecklich unter vermindertem Harnfluss und den damit verbundenen Schmerzen."
27. Dezember 1940, North Bay

„Ich bin 60 Jahre alt.
Vor zwei Jahren begannen meine Nieren, mir Probleme zu bereiten. Mein Arzt sagte mir, dass sich meine Prostata vergrößert hätte und meine Nieren angegriffen seien. Ich bekam die verschiedensten Medikamente, aber sie halfen immer nur zeitweise, und mein Zustand ver-

schlechterte sich immer mehr. Ich hatte starke Schmerzen in meinem Rücken und musste nachts mindestens sechs Mal auf die Toilette.

Ich fing mit der Einnahme der R.M.C-Tabletten im Juni 1940 an und habe sie seitdem regelmäßig eingenommen, im Moment nehme ich aber weniger.

Nach zwei Wochen spürte ich eine Erleichterung. Die Schmerzen verschwanden völlig, der Urin wurde klar und floss wieder normal, und ich muss seither höchstens ein Mal pro Woche nachts auf die Toilette.

Meine Prostata macht keine Probleme mehr, und meine Gesundheit hat sich erheblich verbessert."

22. Dezember 1940, Bracebridge

Das Mittel ist also sehr wirkungsvoll, allerdings sollte man von einer Herstellung als Sud absehen, da der Wacholder in seiner Wirkung sehr stark wird. Es gab ein paar Personen, die es ausprobiert haben und dabei recht schmerzhafte Reaktionen hatten. Die Wirkung war aber gut!

Nach den Erfahrungen der Patienten, deren Aussagen bei der Beantragung des Patents als Anlage mit eingereicht wurden, ist eine längere Einnahme über sechs Monate hinnaus nicht ratsam.

8. ESSIAC ZURÜCK IN DEN SCHLAGZEILEN

Nach dem Tod ihres Mannes zog Rene zurück nach Bracebridge, man hörte aber nicht viel von ihr, bis sie Dr. Charles A. Brusch aus Cambridge, Massachusetts, vorgestellt wurde. Er war einer der hervorragendsten Ärzte in den Vereinigten Staaten und mit dem damaligen Präsidenten John F. Kennedy befreundet. Seine Spezialgebiete waren die Innere Medizin, die Chirurgie, die Gynäkologie und die Psychiatrie. Er stand aber auch alternativen Heilmethoden und Ernährungstherapien sehr offen gegenüber und war ein Verfechter der Präventivheilkunde. Außerdem war er auf dem Gebiet der Pflanzenkunde sehr bewandert.
Schon 1959 behandelte er Patienten mit Akupunktur, zu dieser Zeit wussten vielleicht eine Hand voll Ärzte in den USA, dass es so etwas wie Akupunktur überhaupt gab.

Dr. Brusch erkannte sehr schnell die Wirksamkeit von Essiac und holte Rene an seine Klinik in Massachusetts. Dort untersuchten sie gemeinsam mit Dr. Charles McClure, dem dortigen Forschungsdirektor, die Wirkung von Essiac an Tieren und Menschen. Nach nur drei Monaten waren sie beide sehr beeindruckt von den Ergebnissen. In ihrem ersten Bericht über Essiac schrieben sie:

„Zunächst einmal wurden die Schmerzen der Patienten, die an pathologisch bewiesenem Krebs litten, gelindert, das Krebswachstum verringerte sich, und die Patienten nahmen wieder an Körpergewicht zu. Außerdem zeigte sich eine Verbesserung ihrer allgemeinen Gesundheit.
Diese Ergebnisse erlangten wir nach nur drei Monaten, und in Anbetracht der langen Zeit, in der Miss Caisse schon Krebspatienten erfolgreich behandelt hat, sind wir hier am Brusch Medical Center überzeugt, dass Essiac wirksam ist. Es ist nicht giftig und wird oral oder durch intramuskuläre Injektion verabreicht."

Dr. Brusch war letztlich derjenige, dem Rene am meisten vertraute. Er versuchte zu keiner Zeit, sie dazu zu bringen, die Rezeptur herauszugeben und schaffte es, die Untersuchungen an seiner Klinik weiterzuführen, ohne dass sich andere Krebsinstitutionen einmischen konnten. Mit der Hilfe von Elmer Grove, einem Kräuterspezialisten, schafften sie es, die originale Essiac-Rezeptur so zu verändern, dass sie nicht länger injiziert werden musste. Dies war Dr. Brusch sehr wichtig, da er es als eine etwas ungeschickte Methode empfand, die auch nicht bei allen Patienten möglich war.

Während der Zeit an der Klinik wurden auch Fragebögen an ehemalige Patienten versendet, um herauszufinden, ob der Krebs bei ihnen noch einmal aufgetaucht war. Die Auswertung dieser Fragebögen bestätigte, dass Essiac tatsächlich ein Heilmittel gegen Krebs darstellte.

Doch auch dieses Mal wurden ihnen Steine in den Weg gelegt. Man verbot den Ärzten, ihre Patienten einem „unbekannten" Heilmittel auszusetzen. Somit sank die Anzahl der Patienten, und anstatt sich wieder einmal einem Kampf mit den Behörden auszusetzen, ging Rene zurück nach Bracebridge.

Da sie Dr. Brusch vertraute, überließ sie ihm die Rezeptur und er versprach ihr, weiterhin daran zu arbeiten. Aber auch er geriet unter Druck. Als eine der Packungen an der Grenze von Kanada in die USA konfisziert wurde, warnte die American Medical Association Dr. Brusch vor der weiteren Verwendung der Kräuter. Er ließ sich davon aber nicht abhalten und verwendete den Rest, den er noch hatte, für seine Patienten.

Natürlich blieb nicht aus, dass auch Brusch an der Rezeptur, und den Einnahmedosierungen feilte. Rene hatte ihre Patienten immer mit einem Minimum von 30 ml Essiac täglich behandelt. Er wollte die Dosierung verändern und schlug auch als erster vor, die getrocknete Kräutermischung nach Gewicht zu messen anstatt nach dem Volumen, was immer wieder zu Diskussionen und falschen Untersuchungsergebnissen geführt hatte.

Sheila Snow, eine Freundin von Rene Caisse, fungierte zu dieser Zeit als eine Art Bote zwischen ihm und Rene. Er hatte Rene darum gebeten, ihm genügend Essiac zu schicken, um einen Patienten damit zu behandeln. Sie schickte ihm das, was sie als ausreichend für drei Monate erachtete. In weniger als einem Monat hatte er alles aufgebraucht und bat sie, ihm mehr zu senden. Rene fragte ihn natürlich, was er damit gemacht hatte. Sie wollte wissen, ob er die Kräuter auch an andere Ärzte weitergegeben hätte, von denen sie nichts wusste. Nach ihrer Auffassung hätte das Mittel mindestens für drei Monate reichen müssen, und sie verstand nicht, wieso er es schon aufgebraucht hatte.

Von 1962 bis 1978 war Rene weiterhin in Bracebridge aktiv und stand in engem Kontakt mit Dr. Brusch. Er war es auch, der herausfand, dass Essiac ein exzellentes Mittel zur Entgiftung des Körpers war und sich dafür einsetzte, dass es von jedermann leicht angewendet werden konnte; auf die Injektionen sollte nach seinem Dafürhalten in Zukunft verzichtet werden.

1984 erkrankte Brusch selbst an Krebs und behandelte sich ausschließlich mit der Kräuterformel von Rene.

Er schrieb 1990:
„Ich kann die Therapie mit Essiac bis heute empfehlen, denn ich habe tatsächlich meine eigene Krebserkrankung erfolgreich damit heilen können. Bei meiner letzten Untersuchung gab es keine Anzeichen von Krebswachstum. Medizinische Dokumente beweisen das.
Ich habe Essiac seit dem Tag meiner Krebsdiagnose 1984 jeden Tag eingenommen, und kürzliche Untersuchungen bestätigen mir eine hervorragende Gesundheit."

9. DAS HOMEMAKERS MAGAZINE

Im Juni 1977 veränderte sich Renes Leben noch einmal, als das „Homemaker's Magazine" in Toronto einen Artikel mit dem Titel „Kann Essiac Krebs heilen?" herausbrachte. Dieses Magazin wurde von vielen Kanadiern gelesen, und so schlug diese Nachricht wie eine Bombe ein. Zwar war es nicht das erste Mal, dass die Kanadier von Rene Caisse und Essiac hörten, doch dieses Mal konnten sie die ganze Geschichte lesen, wie Rene ihr ganzes Leben lang versucht hatte, Essiac als ein legitimes Krebsheilmittel anerkennen zu lassen.

Das Telefon stand nicht mehr still, und es wurde im Fernsehen und in allen Tageszeitungen darüber berichtet. Noch mehr Kranke und verzweifelte Menschen kamen zu Rene und baten sie flehentlich um eine Behandlung.

10. RENE CAISSE UND DIE ÄRZTE

Über die Jahre hatte Rene Caisse ihren Respekt gegenüber der Profession der meisten Ärzte verloren:

„Es scheint schon so viele Jahre her zu sein, als ich eine junge Krankenschwester voller Begeisterung war und voller Respekt und Liebe für den Beruf, den ich ergriffen hatte … und auch den Ärzten gegenüber, mit denen ich arbeitete. Ärzte waren damals Ärzte! Ihr hypokratischer Eid bedeutete ihnen etwas, und sie widmeten ihr Leben den Kranken und der Suche nach Heilung. Es gibt zwar immer noch solche Ärzte, aber oft unterwerfen sie sich den Zwängen und der Macht anderer und können nicht so handeln, wie sie es gerne würden. Diese Erfahrung musste ich leider machen, als ich versuchte, die heilsame Wirkung von Essiac zu beweisen, und zwar unabhängig von der Krebsgesellschaft. Meiner Meinung nach verfügt diese Organisation über Mächte, die jenseits der Legalität liegen … sie berichten was sie wollen, und es wird einfach akzeptiert."

Trotz alledem war ihr Wunsch nach Anerkennung von Essiac so groß, dass sie sich in den 70er Jahren einverstanden erklärte, zwei weitere Ärzte, Dr. John Barker und Dr. David Walde mit zusätzlichen Untersuchungen von Essiac beginnen zu lassen.

11. DOKTOR DAVID WALDE

Dr. Waldes Idee war es, eine Untersuchungsreihe mit mindestens 20 verschiedenen Krebsarten durchzuführen. Er suchte sich also Patienten mit den unterschiedlichsten Krebserkrankungen und ließ sich den Sud von Rene zubereiten.

Er schaffte es, 32 Patienten zu finden, die sich der Behandlung unterziehen wollten, und gab ihnen allen die exakt gleichen Dosierungen. Darunter befanden sich unteranderem Bauchspeicheldrüsenkrebs, Leukämie, Darmkrebs, verschiedene Arten von Lungenkrebs, Adenokarzinom und Patienten mit Gehirntumoren. Sollte bei keinem der Patienten eine Verbesserung eintreten, dann würde man wissen, dass das Mittel keinerlei Wirkung hat.

Zunächst waren die Ergebnisse ermutigend. Von den ersten fünfzehn Patienten zeigten fünf nach den ersten zehn Tagen der Behandlung (ein Mal täglich 30 ml) ihnen „subjektive" Verbesserungen, sie fühlten sich besser und hatten weniger Schmerzen. Zwei Patienten zeigten einige Zeichen „objektiver" Verbesserungen. Die Anzahl der weißen Blutkörperchen hatte sich normalisiert, und auch bei der Tumorgröße konnte ein Rückgang festgestellt werden.

David Walde war sehr pedantisch in seiner Arbeit und sehr konservativ. Ständig maß er die Größe der Tumore und machte sich von allem Notizen. Er war sehr vorsichtig, was Essiac betraf, da er sich trotz aller guten Absichten Sorgen um seine Karriere machte. Die von ihm gemachten Tonaufnahmen zeigen ihn einerseits als sehr selbstbewusst bezüglich seiner diagnostischen Arbeit, und wenig bereit, eine einmal getroffenes Urteil zu hinterfragen, andererseits war er aber sehr ängstlich, und er fürchtete immer wieder, dass das Gesundheitsministerium vielleicht nicht mit dem einverstanden war, was er tat.

Dann verschlechterte sich der Zustand einiger Patienten, und die Ungewissheit, ob er genügend Kräuter bekommen würde, machte ihn sehr nervös. Als Rene ihm die Kräuter gab, brachte er ihre Angaben durcheinander und verwechselte 30 ml mit 30 g, wie das auch zuvor schon passiert war.

Somit war die Dosis des Tees, die er verwendete, etwa drei Mal so stark, wie sie hätte sein sollen und zeigte nicht die gewünschte Wirkung. Er verbrauchte sehr viele Kräuter in sehr kurzer Zeit und wurde immer ängstlicher, dass sie ihm ausgehen könnten.

12. DOKTOR JOHN BARKER

Ähnlich wie Dr. Brusch war auch er der Meinung, dass immer der „ganze" Mensch behandelt werden sollte „und jeder Aspekt der Krankheit" anstatt zu versuchen, die einzelnen Auswirkungen der Krankheit zu isolieren. Egal welche Behandlungsart man wählte, sollte man den fundamentalen Prinzipien der Präventiv- und Regenerations-medizin folgen.

Er hatte sich auf Herzerkrankungen spezialisiert und hatte eine spezielle Abendklinik für Krebspatienten eröffnet, die ihm von Rene und Brusch geschickt wurden. Er war sehr an Ernährungstherapien interessiert und er improvisierte mit der Dosierung von Essiac. Wenn es seiner Meinung nach nötig war, gab er den Patienten höhere Dosie-rungen und ergänzte sie mit Vitamin C und E, was Rene allerdings nicht gut-hieß. Er war davon überzeugt, dass bestimmte Krebsarten besser auf Essiac ansprachen als andere.

Seine flexible und innovative Art bescherte ihm recht positive Ergebnisse, subjektive aber auch objektive.
Er war sehr angetan von Essiac, und nicht nur, weil er dadurch mehr Prestige gewinnen konnte: „Geld ist nicht das, was ich erlangen möchte. Ich hätte lieber ein Teleskop als einen Cadillac."

Er sah durchaus das Potenzial, das in Essiac steckte, und er war bereit, viel Energie für dessen Erfolg aufzuwenden.
Ihm lag sehr daran, herauszufinden, wo die Grenzen lagen und welche Methode Erfolg verheißend war.

Schließlich sprach er mit Dr. Rudy Falk über Essiac, einem Krebsspezialisten, der im General Hospital in Toronto arbeitete. Er hoffte, dass er ihn genauso von Essiac überzeugen konnte, wie er selbst davon überzeugt war: „Selbst wenn man damit nur Magenkrebs heilen könnte, wäre es eine extrem wertvolle Behandlungsmethode", lautete sein Argument.

Er wusste zwar, dass der Vorrat bedroht wäre, wenn noch ein dritter Arzt Untersuchungen durchführte, doch er war überzeugt, dass Dr. Falks Beteiligung nur von Vorteil sein könne. Und wenn Rene ihnen die Rezeptur nicht gab, müsste es möglich sein, sie durch Analyse selbst herauszufinden, zumindest wussten sie ohnehin schon einiges.

Im Sommer 1977 war Rene Caisse 89 Jahre alt und befand sich nun in der schwierigen Situation, immer genügend Kräuter für den unaufhörlichen Bedarf der Ärzte und Patienten bereit zu halten. Physisch war sie nicht mehr in der Lage selbst Kräuter zu ernten, und es war außerdem schon sehr spät im Jahr, um die Blätter des Kleinen Sauerampfers zu ernten. Sie war komplett abhängig von einigen Menschen, die für sie das eine oder andere Kraut bei den Großhändlern besorgten. Zugleich musste sie aber auch aufpassen, dass sich die Kuriere nicht treffen konnten, um Informationen auszutauschen. Niemand von ihnen sollte jemals das Geheimnis des Rezeptes kennen.

Dazu kam noch, dass die Kräuter nicht mehr von der gleichen Qualität waren, wie Rene sie kannte, als sie in den 30er Jahren mit der Zubereitung des Suds begonnen hatte.

In einem CBC-Interview mit Bob Johnston am 10. Juni 1977 sagte sie: *„In jenen Tagen gab es keinerlei Spritzmittel und auch noch keinen radioaktiven Niederschlag. Man konnte die Pflanzen einfach pflücken, es war eine völlig andere Welt damals."*

Aus Erfahrung wusste sie, dass vor allem der Kleine Sauerampfer gelegentlich ausgehen konnte. Sie hatte ihn zuvor schon einmal mit Wasserkresse ersetzt. In den Telefongesprächen, die damals aufge-nommen wurden, scheint sie ziemlich müde zu sein. Sie wirkt frustriert und sehr besorgt darüber, dass die Kräuter keine gute Qualität besitzen und somit in den Untersuchungen nicht die richtige Wirkung haben würden.

Die zwei Ärzte, die die Untersuchungen überwachten, beschwerten sich in der Folgezeit auch ständig darüber, dass der Sud nicht immer gleich war.

Die Patienten reagierten nicht wie erwartet, und Dr. David Walde bemerkte eine dunkelrote Farbe in einem Tee, den Rene ihm gesendet hatte.

Dr. John Barker notierte die Variationen im Geschmack und der Farbe, die von Gelb bis Rot und von Dunkelbraun bis über Hellbraun bis Mittelbraun variierten.

Später räumte Rene ein, dass sie in ihrer Verzweiflung Kräuter aus Indien zugekauft hatte, wo in der Medizin oft Unterarten des Goldfadens verwendet wurden. Sie hätte auch Goldsiegel verwenden können, das in seiner Wirkung ähnlich ist wie der Goldfaden, aber in jenem Sommer gab es zudem wenig Goldsiegel. Dies könnte die hellere und gelbe Farbe zumindest etwas erklären.

Rene hatte vorher gewusst, dass es schwierig sein würde, genügend Vorrat an Kräutern für die Untersuchungen bereitzustellen. Dies war von Anfang an der Knackpunkt zwischen ihr und den zwei Ärzten, da sie darauf bestand, bestimmte Dosierungen einzuhalten. Sie wollte, dass die Patienten ein Mal pro Woche behandelt wurden, wie sie es in den 30er Jahren gemacht hatte, doch Barker bestand darauf, die Dosierung zu erhöhen.

Man versuchte, Rene davon zu überzeugen, dass die Qualität der Kräuter vermutlich mittlerweile gesunken war. Jetzt, in den 70er Jahren, würden dieselben Dosierungen, wie sie in den 30er Jahren angewendet wurden, nicht mehr ausreichen. Außerdem verwendete man ja auch die Injektionen nicht mehr.

Beide Ärzte versuchten schließlich, die Kräuter zu analysieren, was Rene auch befürchtet hatte. John Barker bemerkte Unterschiede im Phosphatgehalt, in der Farbe und im Geschmack; der Gehalt an Natrium und Kalium blieb allerdings immer der gleiche. Als er Rene danach fragte, blieb sie bei ihrem Standpunkt, dass die Inhaltsstoffe der Kräuter sich eben mit den Jahreszeiten veränderten.

David Walde hatte die Kräuter ins Labor des Ministeriums geschickt - sie waren allerdings nicht in der Lage, auch nur eines davon zu identifizieren. Schließlich behauptete er, dass Rene ihm nicht die gleichen Kräuter geben würde, die sie selbst benutzte und dass sie John Barker ebenfalls andere gegeben hätte. Er behauptete außerdem, dass dessen gute Ergebnisse lediglich subjektiv wären und nicht objektiv, obwohl er mit keinem der Patienten gesprochen hatte. Seiner Meinung nach fühlten sie sich lediglich deswegen besser, weil sie auf den Placebo-Effekt reingefallen waren, der ihnen suggerierte, dass sie mit etwas behandelt wurden, das ihnen helfen würde.

Nachdem die Qualität und auch die Quantität der Kräutermischung gesunken waren, verschlechterte sich der Zustand von John Barkers Patienten, und Rene riet den beiden Ärzten, ihnen alle acht Stunden die doppelte Dosis zu geben, allerdings nur für zwei Tage.

Rene fühlte sich erneut stark unter Druck, sie war ständig überarbeitet, obendrein war sie sehr angespannt, da die Qualität des Suds, den sie herstellte, minderwertig war. Dazu kam noch, dass der Sud in den Flaschen aus unerfindlichen Gründen anfing zu verschimmeln. Es ist möglich, dass sie die Flaschen nicht richtig sterilisiert hatte, es kann aber auch sein, dass der warme und nasse Sommer in jenem Jahr zu einem hohen Wassergehalt im Kleinen Sauerampfer geführt hatte und er nicht richtig getrocknet worden war.

Beide Ärzte mussten den Tee, den Rene ihnen gesendet hatte, noch einmal kochen und umfüllen, bevor sie ihn den Patienten geben konnten, was die Qualität und seine Validität in den Untersuchungen zusätzlich verminderte.

Nach drei enorm anstrengenden und stressigen Monaten war Rene dermaßen an ihre gesundheitlichen Grenzen gestoßen, dass es Grund zu ernsthaften Sorgen um sie gab. Sie vernachlässigte nicht nur ihre äußere Erscheinung, sondern auch ihr Verhalten veränderte sich und niemand konnte mehr vorhersehen, was sie sagen oder tun würde. John Barker beschrieb die Arbeit mit ihr wie folgt: *„Es ist so, als wenn man einen Chef hat, der nicht weiß, von was er spricht und der einem kei-*

nen Freiraum lässt, obwohl man genau weiß, was getan werden müsste."

Trotz allem experimentierte sie weiterhin mit den Kräutern und arbeitete bis lange in die Nacht hinein, in dem verzweifelten Versuch, die Ergebnisse aus den 30er Jahren zu wiederholen. Die Menschen um sie herum waren schockiert von der Veränderung in ihrer Erscheinung, sie war stark gealtert, und der Frust und der Ärger zeigten sich in ihrem Gesicht. Sie wurde zunehmend launischer und unberechenbarer, sowohl in ihrer Sprache als auch in ihrem Verhalten.

Rene gab zu, das sie sehr nervös und verwirrt angesichts dessen war, was passierte. Nach einem Arztbesuch rief sie eine gute Bekannte an, der sie erzählte, was ihr der Arzt gesagt hatte: *„Er sagte, ich solle sofort alles hinschmeißen. Sie sind so stark wie ein Pferd, allerdings nur physisch, mental gesehen gehen Sie zugrunde.*" *Ihre Reaktion darauf war:* *„Aber wie kann ich das alles aufgeben, wenn ich eine Medizin für alle herstellen muss?*"

Während der Zeiten in der Bracebridge-Klinik variierten die aufgezeichneten Behandlungszeiträume zwischen sechs Wochen und dreißig Monaten, ein Durchschnitt von etwa dreizehn Monaten pro Patient. Dazu kam, dass diese Patienten anfänglich die Injektionen bekommen hatten und die allerbeste Qualität der Kräuter.

1977 dagegen wurden die meisten Patienten ungefähr neun Wochen behandelt und zwar mit einem Sud, der aus einer Mischung einer unspezifischen Anzahl von Kräutern bestand. Außerdem wurde nur noch die orale Einnahme mit unterschiedlichen Stärken und Dosierungen durchgeführt.

Am Ende waren 50 Prozent von David Waldes Patienten verstorben, neun befanden sich in einem stabilen Zustand, bei allen anderen hingegen verschlechterte sich der Zustand. Nur einem von den ursprünglich 32 Patienten ging es so viel besser, dass man dafür keine andere Erklärung fand, als dass ihm Essiac geholfen hatte.

John Barker hatte in den ersten vier Wochen eine starke Verbesserung im Zustand seiner Patienten erkennen können, nachdem aber die Qualität des Suds gesunken und die Dosierung reduziert worden war, hatte sich dieser wieder wesentlich verschlechtert. Am Ende der Untersuchungen waren neun Personen gestorben, und Rene weigerte sich, ihm weitere Kräuter für die letzten 17 Patienten zu geben.

13. DER RESPERINHANDEL

Immer wieder hatten pharmazeutische Firmen versucht, mit Rene über die Vermarktung von Essiac zu sprechen, darunter befand sich auch die Firma Resperin, die David Fingard gehörte, der über den Artikel im Homemaker's Magazine auf Essiac gestoßen war.

Rene mochte David Fingard von Anfang an nicht, sie fand ihn arrogant, und er verhielt sich gegenüber den Ärzten, die mit ihm arbeiteten, sehr geringschätzig. Sie ließ sich aber dennoch auf Gespräche mit ihm ein, da nicht mehr viele andere Optionen offen standen, die dafür sorgen würden, dass Essiac eines Tages einer breiteren Öffentlichkeit zur Verfügung stehen könnte. Er bot ihr unter anderem an, fünf Kliniken in Kanada zu bauen, in denen sich die Patienten gegen geringes Entgelt mit den Kräutern behandeln lassen könnten. Das Angebot war für Rene natürlich sehr verlockend, und sie besprach es mit Dr. Brusch. Bei den Gesprächen mit David Fingard waren auch noch einige andere interessierte Ärzte zugegen, die einen sehr guten Eindruck auf Rene machten. David Fingard meinte, dass es seiner Meinung nach keinen Sinn machen würde, eine Stiftung zu gründen, so wie es Eleanor Sniderman und andere im Sinne hatten. Damit würde schließlich niemand Geld verdienen.

Unterstützt von einem reichen Amerikaner, ließ David Fingard nicht so schnell locker und erhöhte den Druck auf Rene. Aufgrund von Streitigkeiten mit ihren aktivsten Unterstützerinnen hatte sie in dieser Zeit kaum jemanden, dem sie vertrauen konnte, und so gab sie demjenigen nach, der am meisten auf sie „einhämmerte" und stimmte dem Handel zu.

Die Geschichte war von großem öffentlichem Interesse, und obwohl viele Menschen Rene davon abhalten wollten, unterzeichnete sie den Vertrag und verkaufte Essiac für einen Dollar. Sie tat dies im Glauben, dass nun intensive klinische Studien durchgeführt werden würden, um zu beweisen, dass die Kräutermischung tatsächlich wirksam war.

Es ist davon auszugehen, dass Rene dem Vertrag auch deswegen zugestimmt hatte, weil Dr. Brusch fand, dass Resperin ihr ein Angebot unterbreitete, das weit über diejenigen hinausging, die ihr früher gemacht wurden. Er war ebenfalls bei den Besprechungen dabei und hatte einen einen großen Anteil daran. Beide sollten laut Vertrag in den ersten sechs Monaten der Testphase 250 Dollar bekommen. Von diesem Geld sollte Rene die Kräuter kaufen und die Mischungen für Resperin zubereiten, die sie in wissenschaftlichen Studien an Patienten testen wollten.

Sobald Essiac den gewünschten Erfolg hätte, sollten sie beide eine 1%ige Beteiligung an den Verkaufszahlen erhalten. Brusch war so entsetzt über dieses Angebot, dass er Rene anbot, ihr seine Beteiligung zu überlassen. Doch Rene machte sich nichts daraus, sie war wie immer, nur daran interessiert, Essiac allen Menschen zur Verfügung zu stellen, die ihn benötigten. Nach so viel Arbeit, an der so viele Menschen beteiligt waren, sah es so aus, als wenn Essiac nun die Schwelle überschreiten würde, um endlich den Sieg davonzutragen.

Brief an Resperin über die Beteiligung von Dr. Brusch an der Vermarktung von Essiac (aus dem Essiac Report):

- *Ich, Rene Caisse, stimme hiermit zu, dass Dr. Charles A. Brusch 831 Massachusetts Avenue, Cambridge, Massachusetts 02139, einen 1%igen Anteil erhält, sollte Essiac vermarktet werden.*
- *Sollte ich, bevor dieser Fall eintritt, gestorben sein, soll Dr. Brusch zwei Prozent erhalten.*
- *Sollte der Fall eintreten, dass das Rezept nicht weiterentwickelt wird, soll es zurück an Dr. Charles Brusch, Cambridge, Massachusetts 02139, gehen, so dass er in meinem Namen die Forschungen an Essiac in der Rene-Caisse-Krebs-Stiftung weiterführen kann.*
- *Diese Vereinbarung ist eine Anerkennung der Arbeit, die Dr. Charles A. Brusch mit mir gemeinsam durchgeführt hat.*

Renes handgeschriebenes Rezept, das sie im Oktober 1977 an Mary McPherson, eine gute Bekannte, weitergab, zusammen mit Marys eigenen mündlichen und schriftlichen Aufzeichnungen lassen vermuten, dass die Version des Essiac-Rezepts, dass Resperin bekommen hatte, einen größeren Anteil von Klette enthielt als Rene normalerweise verwendet hatte. In den ersten Jahren produzierte Resperin den Sud in Glasflaschen. Als sie in den 80er Jahren dazu übergingen, Plastik zu verwenden, wurde öfter berichtet, dass der Tee schrecklich schmeckte und die Menschen ihn nicht gern verwendeten.

Resperin beantragte kurz nach der Vertragsunterzeichnung ein Pilotprojekt, an dem viele Ärzte und auch zwei Kliniken beteiligt sein sollten.

Zwar erhielt Resperin die Erlaubnis dazu und startete gemeinsam mit der Abteilung Gesundheitsvorsorge des Gesundheitsministeriums ein Forschungsprojekt, um die staatliche Anerkennung der Kräuterformel als patentiertes Arzneimittel gegen Krebs zu erhalten, aber Resperin hatte dabei, wie Rene früher auch, Probleme bei der Kooperation und Mitarbeit mit den staatlichen Stellen, und die Studien blieben letztendlich erfolglos.

Ein Grund, warum die Forschungsergebnisse unbrauchbar blieben, lag darin begründet, dass die Kräutermischung mit anderen Behandlungsmethoden kombiniert wurde. Verschiedene Ärzte bestanden darauf, auch Chemotherapie und andere Maßnahmen zu treffen, wenn sie meinten, dass diese für ihre Patienten nötig waren. Außerdem waren die vom Gesundheitsministerium geforderten Bestimmungen sehr streng, so dass selbst die enthusiastischsten Ärzte damit an ihre Grenzen kamen. Es konnte später leider nicht festgestellt werden, welche Ergebnisse auf welche Behandlungsmethode zurückzuführen waren. Auch die versprochenen fünf Kliniken wurden nie gebaut.

Rene war sehr enttäuscht und behandelte weiterhin Patienten zu Hause, so wie sie es schon immer getan hatte.

14. RENE CAISSE – DAS LETZTE JAHR

Zu Renes 90. Geburtstag wurde eine große Party im Gemeindesaal von Bracebridge organisiert. Das war im August. Im September hatte sie dann großen Erfolg bei einem Treffen über alternative Therapiemöglichkeiten für Krebs in Detroit, wo sie sich unter Menschen wiederfand, die bereit waren, ihre Arbeit anzuerkennen.

Sie starb am 26. Dezember 1978 an den Folgen eines Hüftgelenkbruchs und wurde im Familiengrab der Familie beerdigt.

Sie hatte einmal geschrieben:
„In meinem Herzen hoffe und bitte ich immer noch für ein Wunder, aber in meinem Geist sehe ich nur geschlossene Türen. Diese Enttäuschung ist eine Tragödie, die meine letzten Jahre traurig und frustrierend gemacht haben. Ich bin dankbar, dass Gott mir die Kraft gegeben hat, meine geistige Gesundheit zu bewahren. Vielleicht hat einmal ein anderes Land den Mut, den Leidenden die Hilfe zur Verfügung zu stellen, die bereits existiert. Obwohl ich sehr gehofft hatte, dass es mein geliebtes Kanada sein würd, oder unser Nachbar, die Vereinigten Staaten von Amerika."

15. RESPERIN SCHEITERT

1982 beendete das Gesundheitsministerium die klinischen Studien, die von Resperin durchgeführt wurden, wegen mangelhafter und wertloser Untersuchungsmethoden und Ergebnisse. Der Kräutertee geriet in Verruf, vor allem auch, weil es Gerüchte gab, dass Resperin angeblich nicht im Besitz des Originalrezepts war. Zudem hielten sie sich wohl nicht immer genau an die Herstellungsvorgaben von Rene.

Für die Patienten bedeutete das, dass sie nun Schwierigkeiten hatten, an den Tee heranzukommen.

Während der ganzen Zeit wurde Dr. Brusch kein einziges Mal informiert, obwohl das ein Bestandteil des mit Rene und ihm geschlossenen Vertrages mit Resperin war. Um herauszufinden, was bei Resperin los war, beauftragte er schließlich einen Privatdetektiv. Es stellte sich heraus, dass Resperin finanziell am Ende war und David Fingard nur noch einen Angestellten hatte. Es kam ebenfalls heraus, dass die Ärzte, die die Studien durchführen sollten, keine regelmäßigen Lieferungen bekommen hatten.

Leider spielten alle diese Vorkommnisse den Behörden in die Hände. Und so war es ihnen möglich, Essiac erst recht zu diskreditieren.

Parallel dazu hatte aber Dr. Brusch in seiner eigenen Klinik weiterhin Menschen erfolgreich mit seiner weiterentwickelten Kräutermischung behandelt.

16. ELAINE ALEXANDER

1984 trat schließlich Elaine Alexander, eine Radioproduzentin, auf den Plan, und von da an kam der Stein ins Rollen. Sie schlug Dr. Brusch vor, ein Interview über Essiac mit ihr zu führen. Sie hatte sich im Vorfeld mit dem Thema auseinandergesetzt und war dafür bekannt, dass sie keine Konsequenzen scheute. Ihr war es wichtig, dass die Menschen von alternativen Behandlungsmethoden erfuhren und hatte durch ihre Arbeit schon tiefere Einblicke in die Gesundheitsindustrie sammeln können. So war Dr. Brusch auch sehr beeindruckt, als er erkannte, wie gut sie sich vorbereitet hatte und wie viel sie schon über die Geschichte von Rene Caisse und Essiac wusste.

Das Interview dauerte zwei Stunden, und die Reaktion der Menschen darauf, war unglaublich. Da die Telefone während der Sendung ständig besetzt waren, waren viele direkt zum Sender gefahren, um dort ihre drängendsten Fragen beantwortet zu bekommen.

Nach zwei Jahren, in denen Dr. Brusch und Elaine Alexander weitere Interviews durchführten, wurde sie immer mehr zu einem Teil dieser Geschichte. Die Menschen schilderten ihr ihre Erlebnisse, schickten ihr Briefe und baten sie um Hilfe. Schließlich kam sie zu dem Entschluss, dass irgendetwas getan werden musste, um Essiac wieder für jeden erhältlich zu machen. Sie hatte auch schon eine Idee. Und die war eigentlich recht einfach. Sie schlug Brusch vor, die offizielle Anerkennung der medizinischen Wissenschaft zu vergessen, die würden sie im Moment sowieso nicht bekommen, sondern einen alternativen Weg über die Naturheilkunde zu gehen.

In allen vorangegangenen Untersuchungen war immer wieder hervorgehoben worden, wie gut Essiac den Körper reinigt und entgiftet. So kam Elaine Alexander auf die Idee, die Kräutermischung unter einem anderen Namen als „Entgiftungstee" zu verkaufen. Brusch war begeistert, und einige Zeit später fragte er sie, ob sie seine Geschäftspartnerin werden wollte. Nach ein paar Monaten beendete sie ihre Karriere beim Rundfunk, und gemeinsam machten sie sich auf die Suche nach einem geeigneten Hersteller.

Diesen fanden sie 1992 mit der Firma Flora Manufacturing & Distributing Ltd. Flora wurde zum Hersteller und Vertreiber des Kräutertees, der ab diesem Zeitpunkt unter dem Namen „Flor*Essence" über den Naturkosthandel vertrieben wird.

17. FLORA

Doktor Otto Greither, der die Firma gegründet hatte, war bis 1913 ein Verfechter der konservativen Medizin gewesen, bis man ihm beinahe ein Bein amputiert hätte. Eine Krankenschwester konnte ihn davon überzeugen, dass sein Bein aufgrund von Vergiftungsprozessen in seinem Körper gelähmt war. Sie schlug vor, einen Einlauf zu machen, um seinen Darm gründlich zu reinigen. Und obwohl er diesem Vorschlag sehr skeptisch gegenüberstand, probierte er es aus.

Schließlich konnte er sein Bein behalten, hatte aber nach einiger Zeit einen Rückfall, da er sich nicht an die Vorgaben, die die Krankenschwester ihm empfohlen hatte, gehalten hatte.

Daraufhin fing er an, eigene Untersuchungen durchzuführen und fand heraus, dass die meisten Krankheiten das Ergebnis einer ungesunden Lebensweise waren. 1916 gründete er das Salus-Haus in München, und fing an, Kräutermischungen mit einer hohen Qualität herzustellen.
Mittlerweile gibt es drei Firmen, die zum Salus-Haus gehören, eine davon ist Flora, über die heutzutage Flor*Essence bezogen werden kann. Das Engagement von Salus für die Erhaltung einer gesunden Umwelt wurde 1996 belohnt. Als erstes Unternehmen der Reformwarenbranche erhielt Salus mit dem EG-Öko-Audit eine Auszeichnung für praktizierten Umweltschutz.

1993 starb Charles A. Brusch und seit 1995 ist Essiac beziehungsweise Flor*Essence in über 40 Ländern weltweit erhältlich, auch in Deutschland. Es erhielt sogar den kanadischen „Alive Award", den ersten Preis und eine hohe Auszeichnung in der Kategorie „Bestes Kräuterprodukt".

Ein Jahr später starb Elaine Alexander mit 72 Jahren. Ihre Tochter Lesley erbte die Rechte an dem Kräutertee und setzt nun, in Zusammenarbeit mit dem Unternehmen Flora, das Werk ihrer Mutter fort.

18. NEUERE UNTERSUCHUNGEN

Im Jahre 1984 stellten Forscher der Nagoya Universität in Japan fest, dass die Klette Desmutagan enthält. Desmutagan ist eine Substanz, die die Ausbreitung oder die Häufigkeit einer genetischen Mutation reduzieren kann. Genetische Mutation führt häufig zu Krebserkrankungen. Sie nannten diese isolierte Substanz den „B-Faktor" (Morita et al. 1984, 25).

In den 90er Jahren wurde auch in China eine Studie mit Essiac durchgeführt. Dort wurde es zunächst unter dem Namen Cessiac® bekannt, besteht aber aus genau den gleichen vier Kräutern.

Im Gegensatz zu Kanada oder Amerika werden Behandlungen mit Kräutern in China als genauso wertvoll anerkannt wie die Behandlung mit künstlich hergestellten Medikamenten.

Einige der Kräuter waren bis dahin in China unbekannt, und so unterzog man Cessiac® und auch Yuccalive®, ein weiteres Kräuterheilmittel, den gleichen Untersuchungsvorschriften, wie es in China für Kräuterheilmittel vorgegeben ist. Yuccalive® enthält Yucca schidigera (eine Palmlilie), Fenchelsamen, Anissamen, Honig, Lakritzewurzel, Nelkenblüten und Zimtrinde.

Die Studien wurden in drei chinesischen Krankenhäusern über drei Jahre hinweg durchgeführt. Am Peking Krankenhaus, im Krankenhaus der Provinz Guangdong und im Guangzhou-Krebskrankenhaus. Die durchgeführten Untersuchungen schlossen Tests über die Toxizität, Medizinische Tests, Tests über die Fähigkeit der Tumorhemmung, immunologische Tests und eine klinische Studie an 245 Patienten ein (Lui und Chan 1995a, b, c; Yan et al. 1996).

Die Effektivität von Cessiac® und Yuccalive® wurde durch die Ergebnisse dieser Studie bestätigt. Daraufhin erlaubte das chinesische Gesundheitsministerium im Jahre 1996 die Einfuhr für diese zwei Kräuterheilmittel. Am wichtigsten aber war, dass beide Präparate die ersten nicht traditionell chinesischen Mittel waren, die für eine Krankheit der Klassifizierung A (lebensbedrohlich) eine Importerlaub-nis erhalten hatten. In China hat Cessiac® den registrierten Namen Kang Ji, der so viel wie „Fundament der Gesundheit" heißt. Yuccalive® bekam den Namen Yu Kang, der „Gesundheitsnahrung" bedeutet.

In Moskau wurde 1997 ebenfalls mit wissenschaftlichen Studien zu Flor*Essence® begonnen. Ein Jahr später wurde die Anwendung des Tees zur Stärkung des Immunsystems, bei chronischen Krankheiten, Abwehrschwäche und Magen-Darm-Störungen empfohlen.

19. MEINE KREBSTHEORIE

Im Folgenden finden Sie einen Auszug aus einem kleinen Heft, in dem Rene Caisse ihre Geschichte mit Essiac selbst niedergeschrieben hat: *I was „Canada's Cancer Nurse"* - Ich war Kanadas Krebskrankenschwester. Sie beschreibt darin ihre eigene Theorie über Krebserkrankungen.

„Während all der Jahre, in denen ich in der Klinik in Bracebridge arbeitete, besuchten viele Ärzte, Chirurgen und Wissenschaftler die Klinik, sie lasen die Patientenkarteien, untersuchten sie und sahen mir bei der Behandlung zu. Die meisten meinten, dass meine Behandlungserfolge mit den Körperdrüsen zu tun hätten.

Dies deckt sich mit einer Aussage, die Dr. Frederick Banting schon im Jahr 1926 machte, als er sich die Arbeit ansah, die ich anfangs mit neun Ärzten durchführte.

Eine dieser Patienten hatte Dr. Banting besonders interessiert, da sie an Krebs und Diabetes litt. Für die Essiac-Behandlung setzte sie die Insulingaben ab, und wir waren sehr überrascht, als sich auch der Diabetes sehr verbesserte. Nach einiger Zeit verschwand dieser sogar völlig.
Nach einer Erstverschlechterung des Krebsgeschwüres, verbesserte sich auch hier ihr Zustand. Wir verfolgten die Entwicklung mit Röntgenbildern und nach sechs Monaten, in denen sie regelmäßig jede Woche eine Injektion bekommen hatte, waren beide Erkrankungen verschwunden.
Dr. Banting war sehr beeindruckt:
„Essiac scheint dabei zu helfen, der Bauchspeicheldrüse zu ihrer normalen Funktion zu verhelfen. Sonst müsste der Patient bis zum Ende seines Lebens behandelt werden."

Es ist mittlerweile meine Überzeugung, dass Krebs durch eine mangelhafte Drüsenfunktion entsteht.

Aufgrund meiner Erfahrungen glaube ich, dass die Essiac-Kräuter eine mangelhafte Ausscheidung von Stoffen im Körper kompensieren, die normalerweise durch eine Drüse gewährleistet ist, die wir noch nicht entdeckt haben, - ich nenne sie die „XOX"-Drüse. Diese Drüse versorgt den Körper mit einem Sekret, das resistent gegen die Entstehung von Krebsgewebe ist. Ein Mangel an diesem Sekret kann zur Verbreitung der bösartigen Zellen führen.

Von „außen" kann diese Mangelversorgung nicht ausgeglichen werden, diese muss durch den Blutfluss erfolgen.
Wenn Essiac eingenommen wird, wird diese „XOX"-Drüse dazu angeregt, wieder normal zu funktionieren.
Ich vermute daher, dass es Menschen gibt, die mit einer Prädisposition gegenüber Krebs geboren werden.

Diese „XOX"-Drüse ist bisher nicht entdeckt worden, sobald dies jedoch der Fall ist, wird die Ursache von Krebserkrankungen erkannt werden.
Essiac wirkt auf alle Drüsen des menschlichen Körpers ein und verhilft ihnen zu ihrer normalen, gesunden Funktion. Meiner Meinung nach gibt es da, genauso wie beim Nerven- und Kreislaufsystem eine Kettenreaktion, die alle Drüsen miteinander verbindet und stimuliert. Ich glaube, dass Essiac diese Kettenreaktion im Drüsensystem anregt.

Nach all den Jahren, in denen viele Wissenschaftler an dieser Krankheit forschten, weiß man immer noch sehr wenig - man kennt weder die Gründe noch eine wirkliche Heilung für Krebs. Das erneute Auftreten der Erkrankung nach Operationen ist recht häufig. Und die diagnostischen Methoden sind mehr als unzureichend.

Die allgemein akzeptierte Art der Krebsdiagnose besteht darin, das den Wachstum mit Röntgenstrahlen zu lokalisieren und ein Stück herauszuschneiden, um es zu analysieren. Diese Methode kann aber die Schnelligkeit des Wachstums erhöhen und verschlechtert somit auch den Zustand des Patienten.

Während meiner Arbeit mit Essiac habe ich in einer öffentlichen Anhörung Berichte von Pathologen der Regierung und dem Vorsitzenden des College of Physicians and Surgeons (Ärzte und Chirurgen) in Toronto vorgelegt, in denen belegt ist, dass durch Essiac Patienten geheilt wurden. Darauf musste ich mir anhören, dass sich auch ein Pathologe irren könne. Wohlgemerkt war dieser Pathologe von der Regierung. Sollten meine Patienten tatsächlich durch Essiac geheilt worden sein, ohne vorher Schulmedizinisch behandelt worden zu sein, dann hätten sie schlicht keine Krebserkrankung gehabt. Wenn sie eine Behandlung mit Operationen, Bestrahlungen, Chemotherapien bekommen haben, dann wird nicht Essiac geheilt haben, sondern eben diese vorher durchgeführten Behandlungen.

Es gibt verschiedene Studien, die belegen, dass Patienten, die sich gar nicht behandeln lassen, mindestens genauso lange leben, wie diejenigen, die sich behandeln lassen, wenn nicht sogar länger.
Ich könnte mir auch vorstellen, dass die Radiumbestrahlung den Krebs eher vorantreibt, anstatt ihn zu stoppen, außerdem wird das umgebende Gewebe verbrannt, sodass hier weiteres Krebswachstum die Folge sein kann.

Bei der Diagnose von Krebs ist mir immer wieder aufgefallen, dass es wenige Ärzte gibt, die ihn tatsächlich diagnostizieren können. In den meisten Fällen gibt es nur sehr wenige Symptome, die die Person selbst oder den Arzt darauf hinweisen.
Krebs folgt meist dem Weg des geringsten Widerstands. Im Anfangsstadium hat man keine Schmerzen oder fühlt sich unwohl, bis ein Organ, das Nervenzentrum oder die Körperoberfläche angegriffen wird. Meist geht die Entwicklung langsam voran, und es ist äußerst schwierig, ihn zu entdecken oder zu fühlen.

In den Fällen, wo sich ein Tumor schnell entwickelt und schon früh ertastet werden kann, kann er auch relativ einfach behandelt werden. Andererseits kann ein sehr schnelles Wachstum auch dazu führen, dass es nach ein paar Monaten schon zu spät sein kann für eine Operation. Die Chemotherapie oder die Behandlung mit Radium führt aber leider oft zu einer Streuung des Krebses im Körper und zu Gewebezerstörungen.

Im Grunde ist eine Operation nur dann wirklich effektiv, wenn das Krebsgeschwür noch relativ klein ist, und es also noch keine Metastasen gibt. Daher kann hier eine Behandlung mit Essiac im Vorfeld der Operation sehr hilfreich sein. Das Geschwür breitet sich dann nicht weiter aus oder wird kleiner, und die Chance, das ganze Geschwür auf einmal herauszuoperieren, wird größer.

Im Falle von Brustkrebs greift der Ursprungsherd auch auf die andere Brust über. Wenn man dann Essiac einnimmt, egal ob mit einer Injektion in den Unterarm oder oral, bilden sich die Metastasen zurück. Es kann zwar passieren, dass sich der Ursprungsherd erst einmal vergrößert, er wird sich dann aber lösen und weicher werden, sodass er sich entfernen lässt, ohne zu viele Gefahren einzugehen.

Tausende von Medikamenten werden jedes Jahr in Forschungslaboren entwickelt. Viele von ihnen werden in der Öffentlichkeit stark beworben. Und jedes Jahr wieder stellt man fest, dass einige dieser Medikamente entweder giftig sind oder sie starke und sogar tödliche Nebenwirkungen haben. Im tragischen Fall von Thalidomid (Arzneistoff, der als Schlaf- und Beruhigungsmittel unter den Markennamen Contergan und Softenon verkauft wurde), das vor allem in Europa verwendet wurde, kam es dabei zu einer Deformierung der Föten im Mutterleib.

Da es bei der Anwendung von Essiac zu keiner Zeit bei keiner Person auch nur ein winziges Anzeichen von Vergiftung oder unerwünschten Nebenwirkungen gab, und viele Menschen im Gegenteil, von der großartigen Wirkung profitiert haben, ist es mir völlig unverständlich, warum sich die Gesundheitsbehörden so zurückhaltend verhalten.

In vielen Fällen wäre eine Operation sogar gänzlich unnötig, wenn Essiac schon am Anfang der Erkrankung gegeben werden würde."

20. WAS IST ESSIAC?

Im Wesentlichen ist Essiac eine Volksmedizin, etwas das von Menschen für Menschen gemacht ist. Es kann zu Hause in der eigenen Küche hergestellt werden. Alle Kräuter sind frei erhältlich, können entweder wild gesammelt oder im eigenen Garten angebaut werden. Die einzige Ausnahme ist die innere Rinde der Rotulme, die man aber über das Internet beziehen kann.

Bei einer genauen Zubereitung und Einhaltung der Dosierungsangaben gibt es keinerlei Nebenwirkungen. Auch bei der gleichzeitigen Einnahme anderer Mittel oder konventioneller Medikamente, hat sich kein negativer Effekt gezeigt. Die vielen Tausend Dankesbriefe aus aller Welt weisen darauf hin, dass diese Kräuter-Therapie einen sehr positiven Anteil bei der Behandlung verschiedenster Erkrankungen hat, einschließlich Krebs.

Allerdings wäre es falsch, zu behaupten, dass Essiac ein Allheilmittel gegen Krebs darstellt. Dafür gibt es bei dieser Erkrankung einfach zu viele Komponenten.
Der klassische Essiac-Sud, so wie er von Rene Caisse verwendet wurde, besteht aus einer Kombination von:

- getrocknetem und pulverisiertem Kleinem Sauerampfer (Rumex acetosella),
- gehackter und getrockneter Klettenwurzel (Arctium lappa),
- getrockneter und pulverisierter innerer Rinde der Rotulme (Ulmus rubra)
- und getrockneter und pulverisierter Wurzel des Rhabarbers (Rheum Palmatum).

Laut der Aufzeichnungen von Rene Caisse darüber, wie sie den Sud während ihrer Arbeit in der Bracebridge-Klinik verwendete, kann der Kleine Sauerampfer auch nur für sich allein gebraut werden, um die Sauerampfer-Lösung zu erhalten, die sie auch für ihre Injektionen verwendete. Die anderen drei Kräuter können kombiniert werden, um beispielsweise den „Große-Klette-Tee" zu erhalten; gibt man dazu noch etwas Goldfaden, erhält man das so genannte „Essiac-Gold".

In ihren privaten Aufzeichnungen von 1977 schlägt Rene Caisse vor, Wasserkresse zu verwenden. Allerdings weiß man, dass Rene sie nur vorsichtig und selektiv verwendete, je nachdem was der Patient gerade brauchte.

Es ist sehr wichtig, dieses Mittel immer durch Abkochen zuzubereiten. Das sollte nicht mit dem Ziehen eines Tees, wo man vor allem die Blätter verwendet, verwechselt werden. Ein Kräutersud ist viel stärker und wird grundsätzlich durch längeres Kochen der verwendeten Bestandteile wie Wurzeln, Rinde und Samen hergestellt. Außerdem lässt man ihn anschließend zwölf Stunden in einem geschlossenen Behälter ziehen.

„Wenn man vor allem die Mineralsalze und die Bitterstoffe der Pflanzen extrahieren möchte, anstatt die Vitamine und die leicht flüchtigen Bestandteile, dann ist das Abkochen die richtige Methode. Harte Teile wie Wurzeln, Holz, Rinde und Samen muss man kochen, um ihre aktiven Bestandteile zu erhalten. Es braucht etwa zehn Minuten und länger, um diese Elemente herauszuziehen."

Während ihres Lebens war Rene Caisse eine kontroverse Quelle der Inspiration und Hoffnung für viele Menschen, aber sie ließ niemals Laien Essiac herstellen. Ihrer Meinung nach war es besser für die Menschen, wenn sie selbst den Sud herstellte, anstatt zu riskieren, dass jemand den Sud nicht richtig herstellte oder ihn nicht richtig verwendete.

Seit ihrem Tod gab und gibt es endlose Debatten darüber, was Essiac kann und was nicht. Vieles was als Hörensagen begann, wurde irgendwann einfach als Tatsache akzeptiert. Dies hat leider immer wieder zu vielen Missverständnissen und großen Diskrepanzen auf beiden Seiten des Atlantiks geführt.

Aber die Zeiten ändern sich. Die Nachfrage nach Essiac ist heute im 21. Jahrhundert größer als je zuvor.

21. WIE WIRKEN DIE KRÄUTER IN UNSEREM KÖRPER?

Idealerweise sollte in unserem Körper ein Gleichgewicht im Säure-Basen-Haushalt herrschen. Aufgrund unserer heutigen Lebensweise mit viel Fett, tierischen Produkten, Zucker, Alkohol und Fertigprodukten sind die meisten Menschen aber übersäuert.

Die Kräuterzusammenstellung von Essiac kann dabei helfen, die vorhandenen Schadstoffe zu binden, sie auszuleiten und damit einer Übersäuerung des Körpers entgegenzuwirken.

Durch unsere Ernährung, die Belastung mit allen möglichen chemischen Stoffen, aber auch durch Stressfaktoren sind unsere Organe ständig stark gefordert. Die aus der Übersäuerung entstehenden Gifte werden durch die Darmwände aufgenommen, wo der größte Teil unseres Immunsystems liegt.

Wenn man bedenkt, dass in der Schleimhaut des Dickdarms über 70 Prozent der Abwehrzellen unseres Immunsystems liegen, kann man sich leicht vorstellen, dass es ab einem bestimmten Punkt zwangsläufig zu Schmerzen und Krankheiten kommen muss, sobald die Vergiftung des Körpers zu hoch ist. Wenn die Gifte, die durch unsere Lebensweise entstehen, nicht mehr ausgeschieden werden können, lagern sie sich im Bindegewebe ab, und das kann der Auslöser für ernsthafte Krankheiten sein. Auch Ermüdungserscheinungen sind ein Anzeichen für eine zu hohe Belastung mit Giften im Körper.

Somit ist die wohltuende Wirkung der Entgiftung auf unseren Körper heutzutage unumstritten.

Aus vielen Untersuchungen, Forschungsberichten und so weiter weiß man, dass eine Entgiftung und anschließende Ernährung mit überwiegend Basen bildenden Lebensmitteln wie Obst und Gemüse die Grundvoraussetzungen dafür sind, einerseits unsere Gesundheit zu erhalten, aber anderseits auch dabei helfen können, die unterschiedlichsten Krankheiten zu überwinden.

Eine Entgiftung kann beispielsweise durch eine Fastenkur oder Ernährungsumstellung geschehen. Dabei ist es wichtig dass auch Substanzen zur Anwendung kommen, die Schwermetalle und Gifte an sich binden können und diese aus dem Körper ausleiten, wie dies zum Beispiel viele Kräuter, Algen und Ähnliches tun. Auch ein Einlauf kann hier hervorragende Dienste leisten und sollte bei chronischen Erkrankungen immer einen Teil der Behandlung darstellen.

Bei der Hydro-Colon-Therapie, die von Heilpraktikern angeboten wird, kann man sich auf angenehme Art und Weise den kompletten Darm reinigen lassen. Auch die Darmzotten werden hierbei gründlich gereinigt. Dabei wird warmes Wasser in den Darm eingebracht und der Darm sanft von außen massiert. In einigen Kliniken wird auch angeboten, zunächst Kräuter einzunehmen, die als natürliches Abführmittel wirken, und erst danach den Darm völlig zu entleeren. Das ist für viele Patienten angenehmer, da man dadurch auf die Prozedur mit Glaubersalz verzichten kann.

Ein weiteres natürliches Entgiftungsmittel stellen Saunagänge und Sport dar. Bei beiden sollte man aber nicht übertreiben, denn ein Leistungssportler schadet seinem Körper eher, als dass er ihm nützt. Die reinigende Wirkung der Sauna wird schon seit Tausenden von Jahren durchgeführt, und von der wunderbaren Wirkung der Warm- und Kaltanwendungen von Pfarrer Kneipp haben auch schon viele gehört.

Die jährliche Fastenkur als Reinigung von Körper und Seele, wird in den letzten Jahren ebenfalls immer beliebter. Aber es ist durchaus nicht nur in der christlichen Religion verbreitet, wie mancher vielleicht glauben mag, sondern geht zurück auf viele Urvölker.

Bewusstes Fasten unter Aufsicht eines Spezialisten ist eine wunderbare Sache. Heilfasten wird heute sowohl bei gesunden, als auch bei kranken Menschen angewandt.

Es reinigt und regeneriert nicht nur den Verdauungstrakt, sondern auch die Seele. Um die „Entzugserscheinungen", die während der ersten paar Tage auftreten können, gibt es homöopathische Hilfe.

Die in der Kräutermischung enthaltenen Heilpflanzen haben sowohl eine blutreinigende als auch eine blutentgiftende Wirkung. Außerdem versorgen sie den Körper mit den nötigen Mineralstoffen, die dieser zur Neutralisierung der Säuren und der Gifte benötigt.

Zudem kommt eine beruhigende und schmerzlindernde Wirkung hinzu; und das ist nicht nur durch Patientenaussagen belegt, sondern auch durch die unterschiedlichen Forschungsansätze, die von Rene Caisse und später auch von anderen durchgeführt wurden.

Die verwendeten Kräuter entgiften also den Körper, aktivieren das Immunsystem und die Selbstheilungskräfte, sie wirken sich sehr günstig auf die Darmflora aus und verbessern das Blutbild. Sie fördern damit die Erholung des gesamten Organismus, und verhelfen zu einem Gefühl des Wohlbehagens und innerer Gelassenheit.

Die vielen Jahre, in denen nun schon Erfahrungen gesammelt wurden, deuten darauf hin, dass der Sud nicht nur die Abwehrkräfte im Kampf gegen Krebs stärkt, sondern auch gegen allerlei andere Erkrankungen wie beispielsweise, Allergien, Geschwüre, Schilddrüsenprobleme, Prostatabeschwerden, Kreislaufprobleme, Diabetes, Tumore, Schuppenflechte, Alzheimer, Angst- und Panikattacken, Arthritis, Gicht, Fibromyalgie, Melanome, Migräne, Rheuma, Schlafstörungen, Haarausfall, Hämorrhoiden, Tinnitus, Verstopfung und alle Alterserscheinungen.

Während der fünfzig Jahre, die Rene Caisse mit dem Essiac-Rezept arbeitete, hatte sie ebenfalls festgestellt, dass eine ganze Reihe von Erkrankungen, abgesehen mal von Krebs, sehr gut auf die Behandlung reagierten wiezum Beispiel: Zysten, Geschwüre, gutartige Tumore und chronische Magen- und Darmprobleme.

Ihre Aufzeichnungen zeigen unter anderem achtzehn verschiedene Typen von Krebs, die immer wieder behandelt wurden. Darunter finden sich Brustkrebs, Nierenkrebs, Bauchspeicheldrüsenkrebs, Magenkrebs, Blasenkrebs, Speiseröhrenkrebs, Krebsgeschwüre am Kiefer, an der Wange, an der Nase, an Ohren und Lippen, am Penis und an der Prostata, in der Gebärmutter, im Gebärmutterhals und im Darm.

Allerdings muss einem klar sein, dass der Sud kein schnell wirkendes Antibiotikum ist. Man braucht etwas Geduld und Zeit bei der Anwendung dieses Naturheilmittels. Am wirkungsvollsten ist es, wenn es zur Vorbeugung und zur Erhaltung der Gesundheit regelmäßig eingenommen wird.

Viele Patienten, die unter ärztlicher Kontrolle stehen, und den Tee einnehmen, berichten darüber, dass sich ihre Blutwerte signifikant verbessert hätten. Auch die Darmflora scheint sich durch diese Behandlung wieder zu normalisieren. Dies trifft sowohl auf Fälle zu, bei denen über Verstopfung geklagt wurde, aber auch bei dem Gegenteil, nämlich bei Durchfall. Ein Grund hierfür ist sicher, dass der Darm durch die Pflanzenwirkstoffe gereinigt und damit die Darmflora verbessert wird.

Viele Anwender sind von der Wirkung auf ihr Immunsystem begeistert. In Laboruntersuchungen konnte immer wieder nachge-wiesen werden, dass sich die Parameter, die für ein gut funktionierendes Immunsystem verantwortlich sind, deutlich verbesserten. Es liegen beispielsweise viele Erfahrungsberichte von Patienten vor, die zu wenige weiße Blutkörperchen hatten. Schon nach einer Einnahmedauer von zwei bis drei Monaten verbesserten sich die Werte deutlich.

Nach Auffassung der indigenen Völker hat jede Krankheit aber nicht nur eine Ursache im körperlichen, sondern vor allem in den spirituellen, emotionalen und mentalen Bereichen. Sie glauben daran, dass auch Pflanzen belebt sind. Wählt man die richtigen Pflanzen und mischt sie in besonderer Weise, können sich die einzelnen Energien vereinigen. So entsteht eine synergetische, nichtstoffliche Heilkraft, die weitaus stärker ist als die der einzelnen Pflanze.

Auch die Definition aus Sicht der zeitgemäßen, ganzheitlichen Medizin hat große Ähnlichkeit mit den eher geistvollen, symbolhaften Erklärungen der Indianer. Man kennt das zum Beispiel von der Homöopathie, bei der es heißt, dass „Gleiches Gleiches heilt". Und bei den Bachblüten wurde jeder Pflanze, die verwendet wird, eine ganze Reihe an Eigenschaften zugesprochen, die dann dem entsprechenden Charakterbild des Menschen zugeordnet werden können.

22. FREIE RADIKALE

Freie Radikale spielen bei einer Reihe von zellbiologischen Prozessen eine wichtige Rolle, und treten normalerweise im Rahmen des natürlichen Lebenszyklus, von Zellen auf, zum Beispiel bei der Zellatmung. Durch verschiedene analytische Verfahren sind sie nachweisbar. Man geht davon aus, dass diese freien Radikale die Ursache des Alterungsprozesses sind, da sie wichtige Moleküle schädigen, die für die Funktion der Zellen wichtig sind.

Durch die Chemo- und Strahlentherapie werden nun nicht nur die von Krebs befallenen Zellen, sondern auch die gesunden Zellen abgetötet. Dabei werden massive Mengen an hoch destruktiven Molekülen generiert, eben jene freien Radikale.

In übermäßigen Mengen können diese freien Radikale durchaus mit der zerstörerischen Kraft wie zum Beispiel Krebs und rheumatischer Arthritis verglichen werden, da sie fähig sind, bestimmte Gene zu aktivieren und so dem Körper die Kontrolle über die Zellteilung zu nehmen.

Zwar können die Zellen selbst Substanzen, die „Radikalfänger" herstellen, die die freien Radikale unschädlich machen können, nämlich die „Radikalfänger", doch gibt es auch Hilfsmittel von außen, die die Zellen dabei unterstützen. Hierzu zählen die Antioxidantien und vor allem Mineralien, wie Kupfer, Mangan, Selen und Zink.

Der Kleine Sauerampfer und die Rhabarberwurzel enthalten diese Antioxidantien und drei der genannten Mineralien, außerdem fünf pharmazeutisch wichtige Anthrachinone wie Chrysophanol, Emodin, Physcion, Aloe-Emodin und Rhein. Die Wurzeln der Großen Klette und der Amerikanischen Rotulme enthalten ebenfalls Antioxidantien, außerdem Gerbsäure und alle vier der oben genannten Mineralien.

Laut Rene Caisse ist der Kleine Sauerampfer das wichtigste Kraut für jegliche Therapie mit Essiac.

In einer Serie vertraulicher Briefe, die sie mit Dr. Chester Stock vom Memorial Sloan Kettering Institute für Krebsforschung in New York in den Jahren 1973-76 austauschte, zeigte sich Rene felsenfest davon überzeugt, dass die Wurzel des Kleinen Sauerampfers unbedingt in der Kräuter-mischung enthalten sein müsse.

Laut Originalrezeptur der Kleinen-Sauerampfer-Lösung, die für Injektionen verwendet wurde und die Rene erfolgreich an ihren ersten Patienten anwendete, allein aus der Wurzel des Kleinen Sauerampfers zubereitet.

Die Wirksamkeit der Anthrachinone und des Quercetins, welche in der Wurzel enthalten sind, kann man daher nur als einzigartig beschreiben. Sie könnte den profundesten Einfluss auf die Wirksamkeit der Behandlung gehabt haben.

Quercetin ist ein Flavonoid und zählt zur Untergruppe der Flavonole. Man findet es in vielen Nahrungsmitteln wie Zwiebeln, Äpfeln, Brokkoli oder in grünen Bohnen. Quercetin befindet sich vor allem in der Schale, sodass es durch zu starke Erhitzung und Schälen verloren geht. Quercetin werden physiologisch positive Effekte zugesprochen. Hervorzuheben ist dabei die antikarzinogene Wirkung, welche hauptsächlich auf das antioxidative Potenzial zurückzuführen ist. Quercetin wirkt wie die Vitamine A, C und E als Radikalfänger.

Ein wahrscheinlicher Grund, warum der Sud aus der ganzen getrockneten Pflanze des Kleinen Sauerampfers effektiver zu sein scheint, als eine Infusion oder ein Extrakt, der lediglich aus den oberen Teilen einer frischen Pflanze besteht, mag sein, dass durch das Kochen in Wasser eine einzigartige Kombination der natürlichen Säuren entsteht.
Es könnte durchaus sein, dass die daraus resultierende katalytische Wirkung der Säuren eine chemische Reaktion verursacht, die ausreicht, um das vitale Quercetin, entweder als pure Substanz oder als einfaches Salz hervorzubringen, welches Krebszellen verhungern lässt und Bakterien wie zum Beispiel E.coli deren essentielle Nahrung raubt.

Die Große Klette wiederum ist ein kraftvolles und sehr zuverlässiges Mittel zur Blutreinigung. Das Kraut ist die Quelle zweier als antikarzinogen anerkannter Substanzen:

1. Inulin, welches die zähe, schleimige Membran, die Krebszellen umgibt, durchbrechen kann und damit dem körpereigenen Immunsystem die Gelegenheit gibt, in die Zellen einzudringen und sie zu zerstören und
2. Benzaldehyd, eine Komponente des Glykosids Amygdalin (Laetrile).

Die Wurzel des Rhabarbers ist ebenfalls eine Quelle organischer Säuren und des Antioxidans, Anthrachinon. Außerdem sind Rhein, Aloe-Emodin und Katechin enthalten, die alle eine gute Wirkung bei Tierversuchen gezeigt haben.

Die Amerikanische Rotulme zeigt eine schnelle Heilwirkung und hilft bei der Wiederherstellung von gesunden Zellen. Die enthaltenen Schleimstoffe besitzen eine lindernde Wirkung und werden gerne als Umschlag bei lokalen Entzündungen angewendet.

Aufgrund Rene Caisses Widerwillen Teile des Rezepts herauszugeben, ist nicht ganz klar, ob sie tatsächlich Goldfaden verwendet hat. Man geht aber davon aus, dass sie die Wurzel des Goldfadens bei einigen ihrer Patienten angewendet hat.

Wahrscheinlich war der Anteil sehr gering, denn keiner ihrer Patienten hat jemals ausgesagt, dass ihm ein gelblicher, bitterer Tee gegeben wurde. Er diente wohl vor allem dazu, die positive Wirkung der Kräuter zu stimulieren, wenn sie bei Patienten angewendet wurden, die akut erkrankt oder die nicht mit Injektionen behandelt werden wollten.

Die in Essiac verwendeten Kräuter wirken auf folgende Weise:

- Stimulierung des Immunsystems
- Stimulierung des Verdauungssystems
- Steigerung des Energieniveaus

- Erleichterung bei Asthma, da die Atemwege geöffnet und geklärt werden
- Stimulierung des Herz-Kreislauf-Systems
- Reinigung des Blutes
- Erleichterung der Abflusses im Lymphsystem
- Reduzierung von erhöhter Temperatur, Fieber und Entzündungen
- Hilfe bei Vergiftungen
- Regulierung der Leberfunktion
- Regulierung der Gallenflüssigkeit
- Unterstützung des Zuckerstoffwechsels
- Regulierung der Milzfunktion
- Reduzierung von überschüssigem Körperfett
- Entlastung der Bauchspeicheldrüse durch ihre Anti-Tumor-Wirkung
- Linderung der Auswirkungen von gut- und bösartigen Tumoren auf den Körper

23. NEBENWIRKUNGEN UND EIGEN-VERANTWORTUNG

Rene war davon überzeugt, dass die Essiac-Therapie sehr hilfreich ist, denn sie zeige keinerlei negativn Nebenwirkungen, sondern:

- eine wirksame Schmerzlinderung,
- eine rundum guttuende Wirkung auf den allgemeinen Gesundheitszustand der Patienten, einschließlich einer
- Steigerung des Appetits und des Gewichts,
- Reduzierung der Tumorgröße mit gelegentlichem totalen Zusammenfall des Tumors und Ausflüssen, die „körnigem Frischkäse" ähnelten.
- Patienten im Endstadium konnten besser schlafen.
- Eine verjüngende Wirkung auf die Leber und die Bauchspeicheldrüse wurde festgestellt.
- Reduktion von Toxinämie, die Anzahl der weißen Blutkörperchen normalisierte sich wieder.
- Sekundärkrebs an anderen Stellen im Körper bildete sich wieder zurück, bis sich auch der Ursprungstumor reduzierte und schließlich ganz abheilte.

Trotz alledem sollte man beachten, dass es bei bestimmten Krankheiten auf alle Fälle ratsam ist, Rücksprache mit dem Arzt oder dem Heilpraktiker zu halten, bevor man sich für die Behandlung mit Essiac oder den anderen zur Verfügung stehenden Kräutermischungen, entscheidet. Bisher gibt es immer noch keine gesicherten Studien über Gegenanzeigen, und jeder, der den Sud einnehmen möchte, tut das auf eigene Verantwortung.

Hier sind ein paar Erkenntnisse, die durch Beobachtungen und Erzählungen von Patienten gesammelt wurden und im Internet auf der Seite http://www.cancertutor.com/Cancer/Essiac_Warnings.html nachgelesen werden können:

Schwangerschaft: Während der Schwangerschaft, in der Stillphase oder auch dann, wenn man schwanger werden möchte, sollte man den Tee nicht einnehmen, da der Blutfluss angeregt und die Menstruation stimuliert wird. Beim Stillen können die Wirkstoffe auch an das Baby weitergegeben werden.

Nierenprobleme: Wenn man unter Nierensteinen, Niereninfektionen oder anderen Nierenproblemen leidet, sollte man ebenfalls vorsichtig sein. Die im Sud enthaltenen Mengen an Oxalsäure können für die Nieren problematisch sein. Um gegenzusteuern, sollte man viel klares Wasser trinken.

Geschwüre: Bei Geschwüren oder einer entzündlichen Darmerkrankung sollte man bedenken, dass der Rhabarber abführende Eigenschaften hat und stark reinigend wirkt (natürlich immer abhängig davon, wie viel man einnimmt). Einige Wirkstoffe der Rhabarberwurzel könnten den Zustand verschärfen oder gar verschlimmern.

Hoher Eisengehalt: Da die Kräuter eine nicht unerhebliche Menge an Eisen enthalten, sollte man den Tee nicht einnehmen, wenn man ohnehin einen zu hohen Eisengehalt im Blut hat. Eisen ist vor allem in der Klettenwurzel (Arctium lappa) vorhanden, und das in nicht unbeträchtlichen Mengen.

Die Rinde der Rotulme und der Rhabarber enthalten ebenfalls Eisen, aber viel weniger. Die Wurzeln und die hölzernen Teile der Pflanzen könnten höhere Anteile enthalten als die Blattteile – vor allem einen höheren Anteil an Mineralien. Diese können aber variieren, je nachdem wo die Pflanze gewachsen ist.

Außerdem sollte in Betracht gezogen werden, dass auch die Ernährung eine wichtige Rolle bei der Aufnahme von Eisen spielt. Lebensmittel mit einem hohen Eisengehalt sind zum Beispiel: Leber, Fleisch, Eier, Vollkorn, Vollkornbrot und Müsli, dunkelgrünes Gemüse, Hülsenfrüchte, Nüsse und die Benutzung von Kochtöpfen aus Eisen.

Ein weiterer Faktor ist die Fähigkeit des Körpers Eisen aufzunehmen - gefördert wird dies durch Säuren und verschiedene Vitamine. Eine

Störung der Eisenaufnahme kann durch Infektionen und eine verminderte Aufnahme durch den Darm auftreten, zum Beispiel bei Durchfall.

Tumor in der Nähe von Organen oder anderen besonders sensiblen Gegenden: Es ist im Falle eines Tumors, der sich nah an einer Hauptschlagader, an einem Organ oder im Gehirn befindet, und wo die Vergrößerung eines Tumors schlimme Konsequenzen nach sich ziehen kann, große Vorsicht walten zu lassen.

Rene Caisse hat davon berichtet, dass der Tumor in der Anfangsphase der Einnahme wachsen kann, bevor er wieder kleiner wird. Dies war ein Grund, warum sie darauf bestand, anfangs nur geringe Dosierungen vorzunehmen.

Sollten kurz nach der Einnahme plötzliche Schmerzen auftreten, ist es wichtig, sofort einen Arzt aufzusuchen und die Einnahme zu unterbrechen.

Blutgerinnung: Auch bei der Einnahme von Blutgerinnungshemmern sollte der Arzt regelmäßig konsultiert werden, um Veränderungen sofort feststellen zu können.

Diabetes: Diabetiker werden sehr wahrscheinlich ihre Insulindosierung verändern müssen. Jeder Diabetiker sollte seinen Blutzucker sehr genau beobachten, während der Tee eingenommen wird. Einige der Bestandteile haben Einfluss auf die Art und Weise, wie Glukose und Insulin von den Zellen aufgenommen und genutzt werden. Viele Anwender brauchten weniger Medikamente, aber das ist nicht immer der Fall.

Gallenblase: Nach einer Gallenblasenentfernung könnte es sein, dass die Einnahme nicht empfehlenswert ist, da der Tee die Verdauungsorgane anregt.

Ostheoporose: Menschen mit Ostheoperose sollten ebenfalls ihren Arzt fragen. Es hat sich gezeigt, dass sich die enthaltene Oxalsäure nicht mit dem Kalziumstoffwechsel verträgt.

Herzglykoside: Wenn Sie Herzglykoside (wie Digoxin) nehmen, bitten Sie Ihren Arzt, Sie gut zu beobachten, falls sich toxische Reaktionen bei Ihnen zeigen. Einige Bestandteile des Tees bewirken, dass deren Wirkstoffe im Körper noch stärker aufgenommen werden.

24. DIE KRÄUTER

Es gibt schriftliche Aufzeichnungen von Rene, in denen ersichtlich wird, dass der ursprünglich enthaltene Rotklee und das Immergrün im Zuge ihrer Forschungen schon relativ früh ausgesondert wurden. Aus einem Bericht eines Augenzeugens wissen wir, dass sie während ihrer Tage im Krankenhaus in Bracebridge hin und wieder Goldfaden verwendet hat. Somit gab es also sechs Kräuter, die von den ursprünglich acht Kräutern übriggeblieben waren und die man als die Bestandteile von Rene Caisses Originaler Essiac-Rezeptur ansehen kann.

Wie anfangs beschrieben, wurde die Rezeptur von Dr. Charles A. Brusch mit der Zeit verfeinert und ergänzt, sodass in den Fertigmischungen, die man über Flora beziehen kann, acht Kräuter enthalten sind. Diese acht Kräuter werden im Folgenden beschrieben.

1. Der Kleine Sauerampfer
(Rumex acetosella, Familie der Polygonaceae)

Der Sauerampfer wächst etwa 30 Zentimeter hoch, hat spitz zulaufende grüne Blätter und ährenförmige Blütenstände. Er kommt vor allem an Wegrändern und auf Wiesen vor.

Sauerampfer kann sehr gut auf einem kleinen Beet oder in einem etwas größeren Blumentopf im Garten gezogen werden. Er verträgt sowohl die volle Sonne als auch einen halbschattigen Platz. Es sollten immer ein paar überschüssige Pflanzen angebaut werden, die bis zur Samenbildung stehen gelassen werden. Diese kann man ernten, sobald sie eine dunkelrot-braune Farbe angenommen haben, was meist Ende Juli/Anfang August der Fall ist.

Die Pflanzen für das nächste Jahr werden entweder im Herbst oder sehr früh im Frühjahr wieder eingesetzt. Eventuell muss man sie die ersten zehn Tage angießen, das variiert natürlich und ist vom Klima und dem Ort abhängig. Die Erde um die Kräuter herum sollte niemals gedüngt werden. Es ist besser, den Ort der Beete oder der Töpfe zu verändern, als ein Ungleichgewicht des Stickstoffgehalts zu riskieren. Der Kleine Sauerampfer ist nicht als Zimmerpflanze geeignet, er braucht immer Licht und die Kälte im Winter.

Die Pflanzen können bis zu bis zu drei Mal geerntet werden, bevor sie Blüten entwickeln. Um sich die Arbeit zu erleichtern, sollte man den Sauerampfer dicht nebeneinander wachsen lassen und regelmäßig Unkraut jäten. So ist gewährleistet, dass man möglichst wenig andere Pflanzen mit aberntet. Schneiden Sie die Pflanze an einem trockenen Tag ab, indem Sie etwa 1,5 Zentimeter über dem Boden stehen lassen. Danach sollte man die Pflanzen innerhalb von vier Stunden zum Trocknen aufhängen oder auslegen.

Die Wurzel des Sauerampfers:
Dünnen Sie die Pflanzen aus, indem Sie die Wurzeln nach dem ersten Frost, oder bevor die Pflanzen wieder zu wachsen anfangen ernten. Die Erde sollte so trocken wie möglich sein. Die Wurzeln müssen ein paar Mal gewaschen und gut abgeschüttelt werden, damit so wenig Feuchtigkeit wie möglich an ihnen haften bleibt. Wenn die Wurzeln komplett trocken sind, werden sie in luftdicht verschlossenen Gläsern in einem kühlen, dunklen Schrank aufbewahrt.

Vorkommen:
Kanadischer Kleiner Sauerampfer ist eine Unterart, die vorwiegend in Frankreich vorkommt, und es ist möglich, dass französische Siedler dafür verantwortlich sind, dass die Pflanze nach Nordamerika kam, wo die Ureinwohner sie sehr schnell als antikarzinogen erkannten. Im Jahre 1740 beantragte eine Amerikanerin erfolgreich die Erlaubnis, das Kraut offiziell als Volksmedizin gegen Krebs zu verwenden.

Gemeinsam mit anderen Sauerampfersorten wird das Kraut seit Jahrhunderten als Volksmedizin verwendet, aber auch als Zugabe in Salaten und Suppen. Die frischen Blätter haben einen würzigen Geschmack. Es gibt historische Aufzeichnungen darüber, dass der Kleine Sauerampfer für die Behandlung von Geschwüren und Krebs verwendet wurde. Er hat eine kühlende, schweißtreibende Wirkung und regt die Harnausscheidung an.

Die Ureinwohner verwendeten alle Teile der Pflanze: Blätter, Stängel, Wurzeln und Samen, sowohl für medizinische Zwecke aber auch zum Essen. Die Wurzeln und auch die Samen wurden wegen ihrer adstringierenden Eigenschaften auch zur Stillung von Blutungen verwendet.

Die Wurzel beinhaltet wichtige zusätzliche Wirkstoffe, die in den oberen Teilen der Pflanze nicht enthalten sind.

Aus einem alten Medizinbuch:

„Ein alter indianischer Arzt, der in Oregon lebte, war sehr erfolgreich bei der Behandlung von Krebs, bei der er zerquetschten Kleinen Sauerampfer als Umschlag auftrug, solange der Patient es aushalten konnte. Er wechselte diesen mit einem Umschlag aus Brot und Milch ab, gab aber dem Sauerampfer-Umschlag den Vorzug und ließ ihn solange wie möglich auf der Wunde. Diese Behandlung wird solange wiederholt, bis der Krebs durch die Wurzel herausgezogen werden kann. Der Schreiber kennt zwei Personen, die auf diese Weise geheilt wurden, nachdem ihre Ärzte ihnen gesagt hatten, dass eine Heilung nicht möglich sei. Es ist auch gut, einen Tee zu trinken, der aus Sauerampfer gemacht wurde."

Quelle unbekannt

Wie schon erwähnt, ist davon auszugehen, dass von allen Bestandteilen gerade der Kleine Sauerampfer der entscheidende Faktor bei der Wirkung der Essiac-Kräuterrezeptur ist. Und es ist dieses eine Kraut, das Rene in ihren ersten Jahren der Forschung als dasjenige isolierte, das einen direkten Effekt auf den Krebstumor hat.

Besonders während der 90er Jahre gab es die weit verbreitete Praxis, den Kleinen Sauerampfer mit dem günstigeren Ampfer zu ersetzen. Folglich gab es Berichte, dass sich Erkrankungen verbesserten, wenn tatsächlich der Kleine Sauerampfer eingesetzt wurde, sich die Erkrankung im Gegensatz dazu aber verschlechterte, wenn nur gewöhnlicher Ampfer eingesetzt wurde.

Der Grund für die besondere Wirkung des Kleinen Sauerampfers ist der Anteil an Chlorophyll. Er ist gerade beim Kleinen Sauerampfer sehr hoch. Chlorophyll ist ein Stoff, der mit unserem Blutfarbstoff (Hämoglobin) fast identisch ist. Er ist ein ausgezeichneter Sauerstoffträger und führt so dazu, dass die Zellen mit mehr Sauerstoff versorgt werden, was ja ein Hauptproblem bei Krebserkrankungen ist. Es ist nachgewiesen, dass das Krebswachstum bei einer Aktivierung der Zellatmung gestoppt werden kann. Auch die im Kleinen Sauer-ampfer vorhandene Oxalsäure ist eine stark Sauerstoff liefernde Säure und in der Lage, Sauerstoffmangel auszugleichen.

Gut gelagerter Sauerampfer kann bis zu 18 Monate verwendet werden. Das Pulver sollte eine starke grüne Farbe haben und süßlich-frisch riechen.

Das Wurzelmaterial kann bis zu drei Jahre aufbewahrt werden.

Vitamine:
Antioxidantien A, C + P, E
Vitamin-B-Komplex (besonders in den Samen)
Vitamin D, Vitamin K (stoppt Blutungen)
Vitamin U (gegen Geschwüre)

Mineralien:
Kupfer, Mangan und Zink, Kalzium, Chlor, Eisen, Magnesium, Silikon, Natrium, Schwefel, Spuren von Jod.

Aktive Bestandteile:
Antioxidantien, Carotinoide und Paraaminobenzoesäure acid, Chlorophyll. In den Blättern, Stängeln und Wurzeln wurden signifikante Mengen an organischen Säuren gefunden wie zum Beispiel Zitronensäure, Apfelsäure, Kieselsäure, Oxalsäure (ebenfalls ein Sauerstofflieferant, so wie Chlorophyll), Gerbsäure und Weinsäure.

In den Samen sind zusätzlich Mangan und Vitamin E enthalten.
In den Wurzeln findet man Anthracenocide, Anthrachinone: Chrysophanol, Emodin, Physcion und Quercetin.

Die Oxalsäure

Sowohl der kleine Sauerampfer als auch der Rhabarber verfügen über natürlich vorkommende Pflanzensäuren wie zum Beispiel Oxalsäure in Kombination mit Natrium, Kalium, Kalzium, Eisen und Mangan.

Studien haben gezeigt, dass die natürlich vorkommende Oxalsäure die Peristaltik stimuliert und damit einem trägen Darm hilft, seine normale Funktion wieder aufzunehmen. Es wird eine rapide Reduzierung der Blutgerinnungszeit verursacht, was sie bei der Behandlung von Blutungen sehr wertvoll macht.

Die gleiche Säure in Form von Eisenoxalat, Kalium, Natrium oder Kalziumoxalat, wie sie in Rhabarber (Stange) und in Sauerampferblättern gefunden wird, ist relativ harmlos. Solche Kräuter werden in großen Mengen von Mensch und Tier verzehrt. Rhabarber ist dabei eines der besten Abführmittel und blutreinigenden Pflanzen.

Der Kleine Sauerampfer wurde ebenfalls zur Reduzierung von Fettgewebe verwendet, bei der Behandlung von Geschwüren und bei Krebs. Einige der besten therapeutischen Mittel sind Mitglieder dieser Familie; der Eisen- und Oxalatgehalt variiert zwischen zwei und 40 Prozent.

In regelmäßigen Untersuchungen der Blätter stellte sich heraus, dass die Ascorbinsäure und der Oxalatgehalt während des Wuchses parallel stiegen oder fielen. Besonders für die Polygonaceae traf das zu, deren hoher Oxalatgehalt zwischen 2500 mg und 3500 mg pro hundert Gramm frischer Blätter mit einem hohen Ascorbinsäure- oder Vitamin-C-Gehalt übereinstimmt.

Im Vergleich dazu ist die synthetische Oxalsäure, die durch oxidierten Zucker und Stärke mit Salpetersäure künstlich hergestellt wird, eines der ätzendsten Gifte, das wir kennen.

2. Die Klette
Große Klette (Arctium lappa, Familie Asteraceae, Compositae)

Die Klette ist eine zweijährige Pflanze mit einem kräftigen Stängel. Sie kann bis zu 1,5 Meter hoch werden, die Wurzel bis zu 60 Zentimeter tief, außerdem ist sie sehr verzweigt. Der Stängel ist ebenfalls reichlich verzweigt, und an den wollig behaarten Ästen befinden sich schmale herzförmige, behaarte Blätter. Kletten weisen an ihren Blüten winzige Widerhaken auf. Man findet sie an Wegrändern, Zäunen, Mauern, auf Ödland und an Bachufern.

Sobald die Große Klette sich irgendwo niedergelassen hat, breitet sie sich meist selbst weiter aus. Sie ist auch eine sehr nützliche Pflanze im Garten, da sie die Erde auflockert und so mit Sauerstoff versorgt. Um dies zu nutzen, könnte man zum Beispiel die Samen der Klette separat entlang von Salatsamen aussäen, und die Wurzeln bis zum darauf folgenden Frühling in der Erde lassen.

Die Bestandteile der Großen Klette geben dem Sud während der Zubereitung seinen charakteristischen Geruch.

Vorkommen: in ganz Europa, geringfügig auch in Asien, Skandinavien, Kanada und den Vereinigten Staaten, außer ganz im Norden. Sie wächst auf Weiden, an Straßenrändern und an Gräben, aber weniger in Wäldern. Es werden saure und basische Böden toleriert, die Wurzeln entwickeln sich gut in feuchter, gut kompostierter Erde.
In Japan wird sie übrigens schon lange als Gemüse kultiviert.

Die frühen Siedler nahmen die Pflanze mit nach Nordamerika, wo sie sich schnell ausbreitete. Die Ureinwohner, besonders die Irokesen, die Chippewa und die Cherokee, lernten von den Europäern, wie man das Kraut zubereiten kann. Die Cherokee machten einen Tee aus Großer Klette, Löwenzahn und weißer Eichenrinde, um damit Krampfadern zu behandeln. Ein Sud aus den Wurzeln wurde in Indiana als Volksmedizin gegen Krebs verwendet. In China werden die Samenstände getrocknet und als Heilmittel bei Husten, Erkältungen, Masern, Hals- und Haut-entzündungen sowie Akne verwendet.

Medizinisch gesehen wird das Kraut für seine antibakterielle Wirkung sowie seine Wirkung gegen Pilzbefall sehr geschätzt, außerdem auch bei der Behandlung von Infektionen der Harnwege, bei Nierenproblemen, Hautinfektionen, Arthritis und anderen Entzündungen. Die Große Klette ist ein sehr effektiver Blutreiniger mit der Fähigkeit, Gifte zu neutralisieren, und sie enthält viel Eisen und Inulin. Der hohe Inulin- und Alantin gehalt macht sie besonders effektiv bei der Behandlung von trockener und schuppiger Haut. Das Öl wird beispielsweise als Haartonikum verwendet, um den Wuchs der Haare anzuregen und sie zu kräftigen. Das Inulin ist aber auch sehr hilfreich bei Lebererkrankungen und der Regulierung der Gallenflussproduktion sowie bei allen Erkrankungen, die durch einen gestörten Stoffwechsel entstanden sind. Es gibt darüber hinaus immer wieder Rückmeldungen über die hervorragende Wirkung bei Diabetes. Die Pflanze wirkt auch gut bei Verdauungsstörungen und kann äußerlich als Umschlag zur Heilung von Wunden und Geschwüren angewendet werden. Das enthaltene Coenzym Q 10, auch als Kraftwerk der Zelle bekannt, ist an der Zellatmung beteiligt, es hilft ebenso dabei, schädliche Fette an den Arterienwänden abzubauen.

Die Wurzeln und Samen haben zwar ähnlich gute Wirkungen, aber im Allgemeinen wird nur die Wurzel zur Teezubereitung genutzt. Dennoch wird empfohlen, einige Samen im Sud zu verwenden, wenn sie gerade erhältlich sind. Sie haben eine lindernde, entspannende und leicht kräftigende Wirkung. Es ist außerdem bekannt, dass die Samen der Großen Klette traditionell zur Anregung des Harnflusses verwendet wurden, bei Entzündungen der Blase, sowie bei allen Arten von Nierenproblemen, sogar bei der Auflösung von Nierensteinen sind sie sehr hilfreich. Auch das Blut- und Plasmagewebe, die Atemwege, der Kreislauf, das Harn- und Lymphsystem werden durch die Verwendung der Samen positiv beeinflusst.

Studien haben die gute Wirkung bei Tumoren bestätigt. Man fand auch heraus, dass es eine Art Anti-Mutations-Faktor geben muss, der sowohl gegen Hitze als auch gegen proteinabbauende Enzyme resistent ist. In der Kawasaki Medizin-Schule in Okayama, Japan, wird dies von den Wissenschaftlern „der Große-Klette-Faktor" genannt. In einem Memorandum eines WHO-Treffens im Jahr 1989 wurde festgestellt, dass die Klette auch bei der Behandlung des HIV-Virus, wirksam ist. Außerdem ist sie hilfreich bei Erkrankungen der Gebärmutter, sollte allerdings bei Schwangeren nur mit Vorsicht angewendet werden. Und Hildegard von Bingen erwähnte in ihren Aufzeichnungen, dass die Pflanze bei Krebs eingesetzt werden kann.

Die Wurzel kann entweder im Herbst, wenn die Blätter vertrocknet sind und sich alle Wirkstoffe innerhalb der Wurzel befinden, geerntet werden oder im Frühling, wenn die neuen Blätter sich gerade über der Erde zeigen. Waschen und säubern Sie die Wurzeln gründlich von Erde und Schmutz.

Die Wurzeln sollten in etwa erbsengroße Stücke geschnitten werden, wobei man bedenken sollte, dass die Stücke bei der Trocknung natürlich noch kleiner werden. Bevor man sie in einem luftdichten Glas aufbewahren kann, müssen sie komplett durchgetrocknet sein.

Die Samen können ganz einfach aus den Samenköpfen geschüttelt werden. Zum Trocknen legt man sie am besten auf ein Baumwolltuch in die volle Sonne. Bevor man die Samen im Sud verwendet, müssen sie etwas gequetscht werden. Schützen Sie aber Ihre Hände dabei, es können sonst Kontaktallergien auftreten.

Vitamine und Wirkstoffe:
Vitamine A, C und P, E
der Vitamin-B- Komplex
Coenzym Q 10, Inulin

Mineralien:
Zink, Spuren von Kupfer, Mangan und Selen, Chrom, Kobalt, Eisen, Magnesium, Phosphor, Kalium, Silikon, Natrium, Riboflavin, Niacin, Kalzium und Schwefel.

Wirkung:
Die Wurzel ist reinigend, entgiftend, harntreibend und wirkt leicht abführend.

Die Samen enthalten:
Flavonoide, einschließlich Arctiin, Arctigenin, Gobosterin und ätherische Öle, wirken kühlend, schweißtreibend, lösen Stauungen auf.

3. Rotulme
(Ulmus rubra, Familie Ulmaceae)

Auch als Indianische Ulme, Rote Ulme oder Elchulme bekannt.
Die Amerikanische Rotulme ist ein Laub abwerfender Baum, der eine reichhaltige, gute Erde im Flachland und in der Nähe von Flüssen bevorzugt.

Sie ist die kleinste der amerikanischen Ulmen, und erreicht eine Höhe zwischen zwölf und achtzehn Metern mit einem Stammdurchmesser von 30 bis 60 Zentimeter.

Die Rinde ist tief gefurcht, weist eine grau-braune Farbe auf der äußeren Schicht auf und ist rot-braun auf der unteren Schicht. Die Zweige sind leicht rot gefärbt und sehr rau.

Die Blätter sind rau und größer als die der meisten anderen Arten. Auffällig ist, dass sie auf einer Seite kürzer sind als auf der anderen. Die Oberfläche ist dunkelgrün und matt, die Unterseite ist etwas heller.

Bei Kontakt mit den Blättern und den jüngeren Stängeln kann es bei empfindlichen Menschen zu Kontaktallergien kommen. Es können ernste bis extrem starke Hautsymptome wie Jucken, Brennen und Rötungen auftreten. Auch die Pollen können für Allergiker ein Problem sein.

Vorkommen:
ursprünglich nur in Nordamerika, aber auch im Südosten von Kanada und in den östlichen Bereichen der Vereinigten Staaten bis hinunter nach Florida und Texas.

1930 wurde der europäische Ulmen-Käfer nach Cleveland eingeschleppt, der im Anschluss daran 95 % der einheimischen Ulmen zerstörte und damit das, was die einzigartige Schönheit der Landschaft von Südkanada und der östlichen Vereinigten Staaten ausgemacht hatte.

So langsam gibt es zwar ein Comeback der Ulmen, aber es wird noch viele Jahre dauern, bevor sie ihre einstige Pracht wiedererlangt haben.

Die grob gemahlene innere Rinde wird für den äußerlichen Gebrauch verwendet und das feiner gemahlene Pulver für den innerlichen Gebrauch. Die innere Rinde ist in den Vereinigten Staaten als offizielles Medikament registriert und steht auch auf der Liste der kanadischen Medizinpflanzen.

Wenn man sie im Frühling sammelt, wenn die Blattknospen im vollen Saft stehen, weisen sie einen hohen Gehalt an Schleimstoffen auf. Dieser verhilft zu einer schnellen Zellvermehrung, fördert eine schnelle Heilung und besitzt eine beruhigende, mildernde und nährende Wirkung.

Nach Dr. Edward Bach, dem Entdecker der Bachblüten-Essenzen, gibt die Ulmenrinde Mut und Selbstvertrauen und hilft Menschen, die sich zu viel zugemutet haben, unter Stress leiden und/oder sich überfordert fühlen.

Die innere Rinde der frisch abgebrochenen Zweige war unter anderem auch ein beliebter Kaugummi und Durstlöscher.

Ein amerikanischer Ethno-Botaniker stellte fest, dass die Ureinwohner und die frühen Siedler die Rinde gerne bei Problemen mit Harntrakt oder Darm, Skorbut, Durchfall, Ruhr, Cholera und auch als nahrhaftes Lebensmittel verwendeten. Die enthaltenen Schleimstoffe sind sehr quellfähig und wirken reizlindernd.

Äußerlich wurde sie zur Behandlung von Geschwüren, Tumoren, Schwellungen, Furunkeln, Abszessen, Frostbeulen, Verbrennungen und Wunden angewendet.

Die pulverisierte Rinde wurde auch dazu benutzt, ausgelassenes Tierfett haltbarer zu machen, indem sie mit dem Fett vermischt wurde. Eingeweichte Rinde wurde in Streifen geschnitten und um Fleischstücke gebunden, damit sie länger haltbar warer.

Die Ureinwohner verwendeten den äußeren Teil der Rinde gerne zur Herstellung von Seilen und Körben, die innere Rinde hingegen, um daraus Tee herzustellen, der bei Fieber und Erkältungen verwendet wurde. Außerdem wurden Darmbeschwerden damit behandelt, und er diente zur Unterstützung der Frauen bei der Geburt.

Gemischt mit Milch oder Wasser war es ein leicht verdauliches Essen für frisch abgestillte Babys und ein Mittel zur Behandlung von Magengeschwüren.

Von den Ojibwa weiß man, dass sie aus den Blättern einen Tee machten, um Halsschmerzen zu behandeln.

In einigen Staaten der USA ist es übrigens verboten, Rindenstücke zu ernten, die länger als vier Zentimeter sind. Das hängt damit zusammen, dass immer wieder versucht wurde, mit diesen Rindenstücken Schwangerschaften zu unterbrechen.

Geerntet wird die Rinde im Frühling, wenn der Baum im vollen Saft steht. Zur Anwendung kommt nur die innere Rinde, wobei der Baum mindestens zehn Jahre alt sein sollte.

Man sollte die Rinde keinesfals selbst vom Baum ernten, da die Gefahr besteht, dass der Baum dadurch zerstört wird. Dies muss durch eine erfahrene Person vorgenommen werden.

Bei guter Qualität ist die Rinde fest und flexibel und kann geknickt werden, ohne dass sie bricht. Die Rinde wird in ganzen Streifen getrocknet und vor der Verwendung gemahlen.

Im Idealfall hat sie eine blasse, rosa-beige Farbe und ist gleichmäßig zermahlen. Nehmen Sie keinesfalls Produkte, in denen noch Rindenstücke zu sehen sind, denn Sie werden es nicht schaffen, diese für den Tee ordentlich zu zermahlen.

Vitamine:
Antioxidantien A, C + P
Sie ist die vorwiegende Quelle des Vitamin-B-Komplexes im Sud und enthält das blutstillende Vitamin K..

Mineralien:
Mangan, Selen und Spuren von Zink, Kalzium, Natrium, Chrom, Eisen, Phosphor und Silikon.

Aktive Bestandteile:
hoher Anteil an Schleimstoffen, organische Säuren, wie die Gallussäure, Phenole (einschließlich der antioxidativen Gerbsäure), Stärke, Zucker, Betasitosterol und ein Polysaccharid. Beide weisen eine signifikante Wirkung bei der Behandlung von Leukämie auf.

4. Handlappiger Rhabarber
Turkey Rhubarb (Rheum palmatum, Familie der Polygonaceae)

Diese mehrjährige Pflanze kommt ursprünglich aus China und dem Tibet, ist jetzt aber in ganz Europa verbreitet. Sie liebt vor allem kühle, nährstoffreiche Böden und einen sonnigen bis halbschattigen Standort. Sehr schön wirkt sie an größeren Teichen oder als Solitär-pflanze auf Rasenflächen. Sie kann sehr hoch wachsen und hat handtellerförmige große Blätter mit dicken Stielen. Die Wurzeln sind stark verzweigt und verdickt.

In der altchinesischen und griechischen Medizin wurde der „Medizinalrhabarber" oder auch Chinesische Rhabarber schon vor 5000 Jahren verwendet. Er wird in der Phytotherapie als Rhei radix (Rhabarberwurzel) zum Beispiel bei Verstopfung medizinisch genutzt. Für den Essiac-Sud wird nur die Wurzel verwendet. Er darf nicht mit dem Rhabarber verwechselt werden, den man im Supermarkt kaufen kann und für Rhabarberkuchen oder Rhabarberkompott verwendet.

Vitamine:
Antioxidantien A, C und P, einige Vitamine des B-Komplexes.

Mineralien:
freie Radikale, Kupfer, Mangan, Zink, Kalzium, Jod, Eisen, Magnesium, Phosphor, Silikon, Natrium, Schwefel und Kalium.

Aktive Bestandteile:
Anthrachinonaglykone: Aloe,Emodin, Chrysophanol, Emodin, Physcion, Glykoside, Stärke, Bitterstoffe, Gerbsäure und Oxalsäure.

Zur Ernte sollte man einen sonnigen trockenen Tag im Frühling wählen, bevor sich die Blätter öffnen. Schneiden Sie die Wurzel entzwei, passen Sie dabei auf, dass die Blattknospen nicht zerstört werden. Legen Sie die Stücke 24 Stunden lang auf eine saubere Oberfläche in die Sonne, damit sich eine Kruste darüberzieht, bevor sie wieder eingepflanzt werden.

Die anderen Teile müssen an einem trockenen, dunklen Platz aufgehängt werden. Sobald sie gut durchgetrocknet sind, können sie vorsichtig mit einem Hammer klein geschlagen werden. Dazu sollten die Wurzeln vorher in ein sauberes Tuch gewickelt werden. Die Wurzel sollte erst kurz vor der Verwendung gemahlen werden und eine goldene Farbe haben. Ein Einatmen des Pulvers sollte dabei möglichst vermieden werden.

5. Brunnenkresse
Echte Brunnenkresse (Nasturtium offininale)

Die Brunnenkresse ist in Europa heimisch und wächst in und an Bächen und Seen. Sie gedeiht nicht nur in der warmen Jahreszeit, sondern fast das ganze Jahr über, was sie auch im zeitigen Frühling und Spätherbst zu einem wichtigen Vitaminspender macht. Man kann sie auch in Behältern aufbewahren.

Am besten schmeckt die Brunnenkresse in den Monaten September bis April, da sie dann nicht mehr blüht. Die Brunnenkresse gehört zur Familie der Kreuzblütengewächse (Brassicaceae), deren charakteristisches Merkmal die vier Kelchblätter und ihre vier kreuzweise gestellten Kronblätter sowie die Schoten sind.

Die Brunnenkresse ist mehrjährig, wächst in Polstern und hat einen hohlen Stängel, der über 70 Zentimeter lang werden kann und mit vielen kleinen weißen Wurzeln unter Wasser verankert ist. Die Triebe mit den dunkelgrün glänzenden, rund gefiederten Blättchen ragen aus dem Wasser heraus.

Man könnte die Brunnenkresse mit dem am gleichen Standort wachsenden Schaumkraut verwechseln, dessen Kreuzblüten ebenfalls weiß sein können. Unterscheiden kann man das Schaumkraut anhand seines violetten Staubbeutels und der mit Mark gefüllten Stängeln, die im Gegensatz zu unserer Brunnenkresse aufrecht aufsteigen.

Brunnenkresse hat gelbe Staubbeutel und einen hohlen Stängel. Typisch ist der beim Zerreiben der Pflanzen auftretende Meerrettichgeruch, der von den Senfölglykosiden herrührt. Pflanzen mit Senfölglykosiden gehören - mit Ausnahme der Kapuzinerkresse (Tropaeolum majus) - alle zur Familie der Kreuzblütler.

Schon in der Antike und bei den Römern war die Brunnenkresse hoch angesehen. In allen alten und neuen Büchern wird sie gerühmt. In Erfurt und Weimar wird sie seit dem 17. Jahrhundert im großen Stil an den dort vorkommenden warmen Quellen angebaut. Auch Frankreich und England besitzen große Anbaugebiete. Das Glukonasturtin hat eine antibiotische Wirkung, ohne dabei die gesunde Darmflora zu zerstören. Da es früher außer Kohl, Erbsen und Bohnen kaum Vitamine gab, war sie zur Gesunderhaltung der Bevölkerung sehr wichtig.

Vitamine:
viel Vitamin C, Carotinoide (Provitamin A), Vitamin B, D und E.

Mineralstoffe:
Jod, Kalium, Kalzium, Eisen, Mangan, Kaliumnitrat und Zink.

Aktive Bestandteile:
Senföle (Nasturtiin und Raphanol), Bitterstoffe, Spuren von Arsen, Jod, Salicylate, schwefelhaltiges ätherisches Öl.

Wirkung:
Innerlich angewendet wirken die schwefelhaltigen Senfölglykoside als pflanzliches Antibiotikum und antikarzinogen. Sie wirken anregend, antibakteriell, blutreinigend, harntreibend und schleimlösend.

Zur Krebsprophylaxe sollte man Kreuzblütler (Kohl, Radi, Meerrettich, Gartenkresse...) regelmäßig roh essen, da die Glucosinulate nicht hitzebeständig sind.

Die Glucosinulate wirken antibakteriell und werden über Lungen und Niere ausgeschieden, weshalb man die Brunnenkresse auch bei Entzündungen der oberen Luftwege (zum Beispiel Bronchitis) verwendet.

Warnhinweis:
Mehr als 20 g frische Brunnenkresse pro Tag sollten aber nicht überschritten werden, da der übermäßige Verzehr zu Reizungen der Magenschleimhaut führen kann.

Die Senföle regen das ganze Drüsensystem an, sie sind stark schleimlösend, verdauungsfördernd, galle- und harntreibend und menstruationsfördernd. Die Brunnenkresse regt den ganzen Stoffwechsel an und ist durch die vielen Vitamine und Mineralstoffe ein hervorragender Begleiter durch die kalte Jahreszeit. Sie aktiviert die Ausscheidungsorgane und wirkt somit blutreinigend, weshalb sie bei Rheuma, Gicht, Wassersucht, Hautleiden (Ekzeme, Akne und Haarausfall, aber auch gegen Sommersprossen) eingesetzt wird. Auch bei einem Kropf ist sie einen Versuch wert, da die Brunnenkresse unser jodreichstes heimisches Gemüse ist.

Laut Richard Willfort kann der kreisrunde Haarausfall (Alopecie areata), der durch einen Pilz verursacht wird, mit dem Saft der Brunnenkresse, der äußerlich aufgetragen wird, geheilt werden.

6. Braunalge
(Laminaria digitata)

In der asiatischen Kultur haben Algen einen ganz anderen Stellenwert als hierzulande. In China zum Beispiel werden Algen schon seit 3000 Jahren in der Medizin erfolgreich eingesetzt, und in Japan gibt es fast keine Mahlzeit ohne sie. Was in diesen Kulturen seit Jahrtausenden genutzt wird, lässt sich heute auch wissenschaftlich belegen: Algen können mehr, als man auf den ersten Blick vermuten könnte.

Die Braunalge ist eines der gesündesten Lebensmittel auf der Welt.

Generell sind Algen vergleichsweise reich an Mineralstoffen, Spurenelementen und Vitaminen. Die Spurenelemente des Meerwassers werden von der Vielzahl an unterschiedlichen Polysacchariden der Algen akkumuliert. Das breite Spektrum an Vitaminen und Mineralstoffen ist sowohl für die Immunabwehr aber auch für Haut, Haare, Nägel und Bindegewebe von besonderer Bedeutung.

Vitamine:
A, C, B_2 und B_3 Vitaminen A, C und E, Niacin und Folsäure, Vitamin-B-Komplex einschließlich des sonst nur in tierischen Produkten vorkommenden Vitamins B_{12}.

Mineralstoffe:
Kalzium, Magnesium, Eisen und Kalium, Spurenelemente Jod, Kupfer, Zink und Selen, daneben Mangan, Strontium, Molybdän oder Germanium, Chlorophyll, Kieselsäure, Magnesium, Zink und Schleimstoffe.

Aktive Bestandteile:
Da sind zum einen die hochgradig ungesättigten Fettsäuren zu nennen, wie die Eicosapentaensäure (EPA) und die Docosahexaensäure (DHA). Diese kommen sonst nur in Fischöl vor, weil sie über die Nahrungskette durch die Fische akkumuliert werden. Diese seltenen Omega-Fettsäuren sind unter anderem für die Membranstabilität sehr bedeutend, insbesondere der Haut.

Aminosäuren:

Von verschiedenen Algen, aber auch anderen Organismen werden so genannte Mycosporin-ähnliche Aminosäuren (MAA), UV-absorbierende Substanzen, gebildet, die als „natürliches Sonnenschutzmittel" wirken. Sie absorbieren kurzwellige Sonnenstrahlen und wandeln diese in unschädliche Wärme um.

Polysaccharide:

Von besonderer Bedeutung für die Kosmetikindustrie sind die einzigartigen Polysaccharide, die in verschiedenen Algenarten, besonders Rot- und Braunalgen, vorkommen. Hierzu zählen die Algin-säure und ihre Salze mit ihren unterschiedlichen Funktionen:

- Alginate: entgiftend, fördert darüber hinaus die Ausleitung von Giften, schädlichen Chemikalien und Schwermetallen
- Für die Entgiftungseffekte sorgen die Alginate (Salze der Alginsäure). Diese verbinden sich zum Beispiel mit Schwermetallen und machen es so möglich, dass diese Verbindungen ausgeschieden werden können. Dies gilt auch für Rückstände von Pflanzenschutzmitteln auf gespritztem Obst und Gemüse oder Schadstoffe aus dem Tabakrauch. Zudem liegen Beschreibungen vor, nach denen selbst mögliche Strahlenschäden von Mobiltelefonen und Computeranlagen von den Alginaten reduziert werden.
- Carrageen: Sammelbezeichnung für eine Gruppe langkettiger Kohlenhydrate (Polysaccharide), die wie die ähnlichen Substanzen Agar-Agar oder Alginat in den Zellen verschiedener Rotalgenarten vorkommen
- Fucoidan: antimikrobiell, antiviral, immunotrop, antikarzinogen, entgiftend (Dioxin),besitzt ein stark entzündungssenkendes Potenzial, wodurch Braunalgen auch bei Darmerkrankungen, Krebs, Heliobacter, erhöhtem Cholesterin und Thrombosen erfolgreich eingesetzt werden
- Glucane: sind Polysaccharide, die nur aus D- Glucose-Molekülen aufgebaut sind
- Phlorotannin: antibiotisch, antioxidativ
- Laminarin: lipidsenkend
- Fucosterol: antikoagulierend

- Omega-3-Fettsäuren (EPA): gefäßerweiternd, entzündungshemmend, antithrombotisch

Die Gewinnung der Algen:
Die überwiegende Anzahl der Algen wird durch spezielle Trawler gewonnen, die den Meeresboden „abernten". Es ist allerdings auch immer noch gebräuchlich, dass die Algen nach Stürmen am Strand gesammelt werden.

7. Rotklee
(Trifolium pratense, Schmetterlingsblütengewächse – Fabaceae)

Der botanische Name des Rotklees ist Trifolium pratense, also dreiblättrig und auf der Wiese wachsend. Rotklee ist eine krautartige Wiesenpflanze, die gekennzeichnet ist durch die typische dreifache Anordnung der Blätter. Die seltenen vierblättrigen Kleeblätter gelten landläufig als Glücksbringer.

Der Rotklee ist eine mehrjährige Futterpflanze und bevorzugt besonders lehmhaltige Mineralböden, wächst jedoch auch mäßig gut auf Sand- und Torfböden. Sauren und schlecht entwässerten Boden meidet der Rotklee. Oft entwickelt er sich schon in der zweiten Wachstumsperiode zur blühende Pflanze. Unter natürlichen Verhältnis-sen blüht die Art für gewöhnlich erst im Alter von mehreren Jahren.

Die Fiederblättchen des Rotklees sind in der Mitte weiß gefleckt und von der Form her kürzer und breiter als die länglichen, dunkelgrünen und ungefleckten Fiederblättchen des Mittleren Klees.

Rotklee wächst typischerweise 10 bis 30 Zentimeter hoch, einige Arten können aber bis zu 60 Zentimeter hoch werden. Die Blüten wachsen auf einzelnen langen Stängeln und sind rund bis eiförmig. Sie bestehen aus bis zu 100 röhrenartigen Blättchen von etwa einem Zentimeter Länge. Wegen dieser langen Kronröhren kann der Blütennektar nur von Insekten mit langen Rüsseln aufgenommen werden, etwa von Hummeln oder einigen Faltern. Blütezeit ist von Mai bis September.

Rotklee ist ein süßes, kühlendes, blutreinigendes Kraut. Es wirkt krampflösend, harntreibend und schleimlösend.

Bei der Ernährung asiatischer Frauen spielen pflanzliche Östrogene (Isoflavone) seit Jahrhunderten eine wichtige Rolle. Rotklee ist besonders reich an Isoflavonen und außerdem optimal verwertbar. In Asien und Lateinamerika, wo mit der reichhaltigen pflanzlichen Kost viele Isoflavonoide konsumiert werden, sind viele Krankheiten unserer westlichen Zivilisation viel seltener vertreten - geringere Krebsraten, niedrigere Cholesterin-Spiegel, weniger Osteoporose, kaum Wechseljahresbeschwerden und ein häufig hohes Alter trotz ungünstiger hygienischer Verhältnisse.

Die enthaltenen Isoflavone gehören zu den sekundären Pflanzenstoffen, die auch auf das allgemeine Wohlbefinden einen positiven Einfluss haben können.

Vitamine:
B-Vitamine.

Mineralien:
reich an organischem Eisen, Selen, Zink, Kupfer, Magnesium und Mangan.

Weitere Inhaltsstoffe:
organische Säuren, speziell Alpha-Ketoglucarsäure, Benztraubensäure und Ascorbinsäure; Isoflavone, Genistein und Daidzein (tumorhemmende Eigenschaften), Formononetin und Biochanin A.

Pharmakologische Wirkung:
östrogenartig, in hohen Dosen antiöstrogen, antioxidativ, leicht cholesterinsenkend, erhöht die Dehnbarkeit der Arterien, vermutlich Schutzfunktion vor Krebs, regt die Lebertätigkeit und die Gallensaftproduktion an.

Es werden die Östrogen-Betarezeptoren angesprochen, die sich insbesondere an Herz, Knochen und im Gehirn befinden. In klinischen Studien konnte bisher nur eine geringe östrogenartige Wirkung nachgewiesen werden. Die Schutzwirkung auf das Herz-Kreislauf-System ist ebenfalls nur leicht ausgeprägt.

8. Benediktenkraut
(Cnicus benedictus)

Auch als Bitterdistel, Heildistel, Kardobenediktenkraut und Spinnendistel bekannt.

Der Gattungsname Cnicus bezieht sich auf das griechische Wort knizein (=quälen) wegen seiner vielen Stacheln. Seinen deutschen Namen erhielt es, weil es in den Klostergärten der Benediktiner im Mittelalter angebaut wurde. Benediktenkraut ist ein einjähriges Kraut, das zwischen Juni und August blüht und das man von Juni bis Juli sammeln kann.

Das Benediktenkraut ist ursprünglich im gesamten Mittelmeergebiet, heute auch in Südamerika und Teilen Afrikas heimisch und wird in weiteren Gebieten angebaut. Es wächst auf trockenem, sonnigem Acker- und Ödland. Auf fetten und schweren Böden gedeiht das Benediktenkraut nicht. In Mitteleuropa ist der Anbau selten, da die Pflanze aus Südeuropa importiert wird.

Es handelt sich um eine einjährige 20 bis 70 Zentimeter hohe, krautige, auffällige Pflanze mit distelartig steifem Aussehen. Der aufrechte, stark verzweigte, fünfkantige und einen Zentimeter dicke, furchige Stängel ist zottig, im oberen Abschnitt drüsig behaart.

Die wechselständigen, ledrigen, gewellten Blätter sind spinnenartig zottig behaart. Die unteren, gestielten Blätter sind etwa 30 Zentimeter lang und acht Zentimeter breit, stark gesägt bis fiederteilig.

Das Benediktenkraut wurde schon in den Kräuterbüchern des Mittelalters erwähnt und ist eine Bitterstoffdroge. Bitterstoffe regen die Magensekretion an, verbessern den Appetit, beseitigen Verdauungsbeschwerden und erleichtern den Galleabfluss. Außerdem hat es eine antiseptische Wirkung bei schlecht heilenden Wunden oder Geschwüren. Es wurde unter anderem auch als Pestmittel erwähnt.

In der Homöopathie wird es bei chronischen Lebererkrankungen eingesetzt und ist als Nervenheilkraut bekannt.

Medizinisch werden die Blätter und die blühenden Zweigspitzen verwendet.

Einige Inhaltsstoffe des Benediktenkrauts wirken schwach giftig. Vor allem gilt dies für das Cnicin.

Cnicin kann äußerlich starke Kontaktdermatiden verursachen. In zu großen Mengen führt es innerlich zu Brennen und Hitze im Mund- und Speiseröhrenbereich, sowie zu Übelkeit und Erbrechen in Verbindung mit starken Koliken.

Mineralien:
Kalium, Kalzium- und Magnesiumsalze.
Bitterstoffe (Cnicin), ätherische Öle, Gerbsäure, Schleimstoffe.

Wirkungsweise:
blutreinigend, Regulierung der Drüsenfunktionen, Stimulierung der Fettverdauung, Leber- und Lungenerkrankungen, Hilfe bei träger Verdauung und Gallenproblemen, keimtötende Eigenschaften, Unterstützung bei der Wundheilung, auch als Nerven-Heilkraut bekannt.

Die Früchte enthalten fette Öle, die man zur Herstellung von Seifen nutzen kann.

Wirkung:
entzündungshemmend, zytotoxisch und zum Teil fungitoxisch und antibakteriell.

Inhaltsstoffe:
vor allem Bitterstoffe wie Cnicin, Flavonoide, Triterpene und kleine Mengen ätherischer Öle.

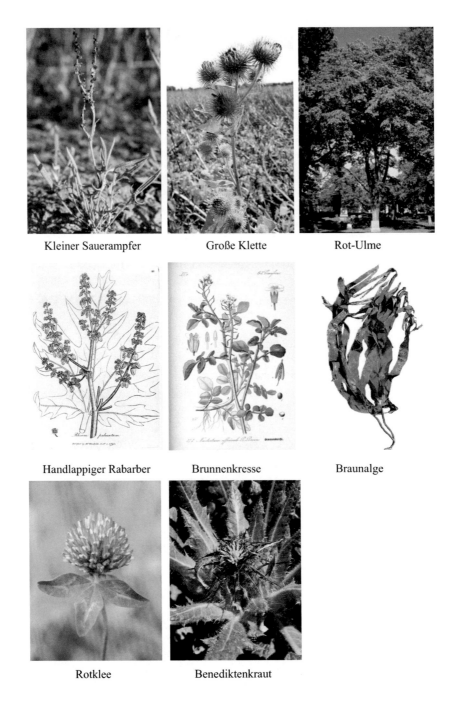

Kleiner Sauerampfer   Große Klette   Rot-Ulme

Handlappiger Rabarber   Brunnenkresse   Braunalge

Rotklee   Benediktenkraut

Fotos Wikipedia/Henripekka Kallio

25. INDIAN*ESSENCE

(entnommen von der Internetseite www.indian-essence.de)

1992 erfuhren die späteren Gründungsmitglieder der **INDIAN WIS-DOM FOUNDATION**, Doktor. Martina Kässner Fischer und Professor Doktor Roland-Romain Fischer, über kanadische Freunde von einer indianischen „Wundertee-Essenz".

Es handelte sich um die, in den nordamerikanischen Medien bekannt gewordene Vier-Kräuter-Formel der kanadischen Krankenschwester Rene Caisse.

Die Fischers beschlossen, „an den Ursprung" zu gehen und mit Hilfe der „Indian-Chiefs" die wirklich „Wissenden" (also die Alten und die Schamanen) kennenzulernen und eingehend zu diesem Kräutertrunk zu befragen.

Im Laufe der folgenden Jahre investierten die Fischers (und eine mit der Zeit immer größer werdende Zahl Gleichsinnter) vor Ort jeweils viel Zeit und Geduld für die vorausgehende und unverzichtbare Vertrauensarbeit vor Ort, bis sich einige der „First Nations People" ihnen gegenüber öffneten.

In Bildern, Geschichten und vielen Symbolen berichteten die Schamanen, warum diese göttlichen Kräuter, Pflanzen, Wurzeln und Rinden kranke Menschen überhaupt heilen können und *warum die echte indianische Tee-Mischung* **neun** *Bestandteile haben muss.*

Obwohl die Symbolik als auch die Rituale von Stamm zu Stamm etwas verschieden sind, haben alle nordamerikanischen Indianer-Familien trotzdem etwas gemeinsam: ihre alten Weisheiten über erfolgreiches, natürliches und spirituelles Heilen, vor allem jedoch ihre mystischen Medizin-Räder.

Die Ureinwohner Nordamerikas wissen (nicht glauben), dass das Leben auf der Erde von einem zerbrechlichen Gleichgewicht zwischen allen Lebewesen erhalten wird, von denen jedes seinen festen Platz einnimmt und eine bestimmte Rolle in der Aufrechterhaltung der Harmonie innerhalb der Natur zu spielen hat.

Nach dieser Auffassung bevölkert eine Vielzahl von göttlichen Geistwesen (das heißt allbewusste Kräfte) die unsichtbare Welt; auf unübertrefflich ausgewogene und harmonische Weise nehmen diese Wesen oder Energien Einfluss auf das Wachstum der Gräser, Pflanzen, Kräuter, Wurzeln und Bäume, wie auf alle Geschehnisse des täglichen Lebens.

Schließlich erhielten die Fischers die Originalrezeptur auf treuhänderischer Basis von einer Schamanin der Midewiwin, bei denen dieses Mittel „Utinam" genannt wird. Dieser Originalrezeptur wurde der Name „Indian*Essence" gegeben.

Um es vielen Menschen zugänglich zu machen, wurde die **„Indian Wisdom Foundation" (IWF)** ins Leben gerufen und vereinbart, dass die Indianer immer einen gerechten Anteil am Erlös erhalten sollen, was seither der Fall ist. Es werden damit Projekte zum Erhalt indigener Kultur unterstützt. Heute ist es im gesamten EU-Raum, in der Schweiz sowie in Kanada und den USA frei erhältlich. Die Packung zeigt einen fliegenden Adler und die beiden heiligen Adlerfedern (Midewiwin-Symbol). Der Tee wurde als Verzehrprodukt zugelassen, man will ihn bewusst nicht auf die wissenschaftliche Patentschiene bringen. Der Preis ist so gehalten, dass dieses Gesundheitsmittel für jeden erschwinglich bleibt. In Europa kann der Tee in Bruchsal in gleichbleibend hoher Qualität über manche Internetshops, Reform-häuser oder direkt vom Zentralvertrieb bezogen werden. Er konnte sogar schon einer Patientin in China Hilfe bringen. Die Rezeptur stellt, wie zuvor Essiac, eine seltene Ausnahme des Grundsatzes dar, dass indianische „Medizin" nicht in weiße Hände gelangen soll, und die IWF bemüht sich sehr, dieses Vertrauen zu rechtfertigen.

Aus indianischer Sicht schafft die Einnahme von Original Indian Essence eine bessere Verbindung zum „höheren Selbst" und bringt uns in neue Harmonie mit dem „Großen Geist", sprich dem ganzen Universum. Körperliche und seelische Gesundung sind die logische Folge dieses Ausgleichs. Darin stimmen indianische und asiatische Medizinsysteme, sowie die traditionellen Heilweisen aller „Naturvölker" rund um den Erdball in faszinierender Art überein. Hier wie dort scheint die Krone des Heilwissens in ausgefeilten pflanzlichen Ge-mischen (Indianer nennen sie „Bärenmedizin") zu liegen, welche von Schamanen und anderen Medizingelehrten über Jahrhunderte weiterge-geben und gepflegt wurden. Dies zeigt sich gleichermaßen in der TCM, dem indischen Ayurveda, aber besonders in der traditionellen tibetischen Medizin (TTM). In der indianischen (aber auch europäischen) Naturheilkunde, wo öfter Einzelpflanzen verwendet werden, gehören Rezepte wie „Original Indian Essence" zu den Ausnahmen und sind schon deshalb als großes Geschenk an die Allgemeinheit zu werten. Wo immer es möglich ist, von den Vertretern traditioneller Heilkunde und ihrer spirituellen Weisheit zu lernen, sollte diese Chance respektvoll genutzt und materiell und energetisch etwas zurückgegeben werden. Nur so kann sich die Hoffnung indigener Völker erfüllen, dass auch „der weiße Mann" in Zukunft fähig sein wird, das Erbe seiner Ahnen zu ehren und zu schützen.

In diesem Rezept sind nun die acht vorgenannten Kräuter mit dem Mistelkraut ergänzt. Der Vollständigkeit halber, wird dieses hier ebenfalls vorgestellt.

1. Das Mistelkraut
(Viscum album)
Familie: Mistelgewächse (Loranthaceae), auch als Donarbesen, Drudenfuß, Hexennest und Vogelmistel bekannt

Der wissenschaftliche Name Viscum bedeutet „Leim" und beschreibt die klebrigen Samen. Der Name „Mistel" leitet sich wahrscheinlich von „Mist" ab, da die Samen durch Vogelmist verbreitet werden.

Die Mistel ist in Europa und Asien heimisch und gedeiht auf Laub- und Nadelbäumen. Auf Irisch (Gälisch) heißt die Mistel „utile i ceath" und auf Walisisch „ol iach", das heißt Allheilmittel.

Die Mistel gehört zu den Epiphyten, ist also ein Halbschmarotzer, der vorwiegend auf Laubbäumen wächst und in den gemäßigten Zonen Europas und Asiens verbreitet ist. Als Halbschmarotzer lebt sie auf Bäumen und entzieht dem Wirt nur Wasser und Nährsalze. Die energiereichen organischen Verbindungen produziert die Mistel durch Photosynthese selbst. Somit wird der Wirtsbaum durch Mistelbewuchs nicht nachhaltig geschädigt. Die Mistel entnimmt dem Baum in der Regel nur so viele Nährstoffe, dass dieser damit leben kann. Würde der Baum sofort absterben, wäre das für die nur langsam wachsende Mistel schließlich kein Vorteil, denn ohne die versorgenden Leitungs-bahnen, kann sie nicht weiterleben. Dennoch schadet der permanente Abzug von Xylemsaft dem Baum, und bei sehr starkem Befall können sie auch früher absterben.

Im Herbst erkennt man die Misteln auf Pappeln, Birken, Weiden und anderen Laubbäumen. Aus einem kurzen Stamm entspringen grünbraune, gabelig verzweigte Zweige. Die Laubblätter sind ledrig, lanzettähnlich bis zungenförmig. Am Ende jedes Gabelgliedes sitzt eine blütentragende Spitze. Blütezeit ist Februar bis Mai, die Beeren reifen spät im Herbst. Nach einem alten Brauch werden grüne Mistel-zweige mit den weißen Beeren in der Weihnachtszeit zur Abwehr von Dämonen an den Türen der Häuser angebracht. Misteln sind zweihäusig. Es gibt also männliche und weibliche Pflanzen. Die Anzahl der Verzweigungen verrät das Alter der Mistel: Jede Abzweigung steht für ein Jahr Wachstum. Die Mistel gehört zu den sehr langsam wachsenden Gehölzarten. Nach etwa fünf Jahren blühen sie das erste Mal; bei einem Durchmesser von 50 Zentimetern sind die Pflanzen somit etwa 30 Jahre alt!

Im Mittelalter wurde sie als eine der wichtigsten Heilpflanzen sehr geschätzt. Hildegard von Bingen verwendete Mistelsud gegen erfrorene Gliedmaßen. Nachdem sie jahrzehntelang „verteufelt" war, bestätigt die moderne Medizin - auch die Schulmedizin - die Heilfähigkeiten der Misteln.

Mitte des 19. Jahrhunderts galt dem Botaniker P. Lesson in Saintonge die als Tee eingenomme Mistel ebenfalls als Mittel gegen verschiedene Beschwerden. Mehr als 2600 Jahre haben die Kräfte, die ihr auch die Gallier zuschrieben, nicht gemindert, und täglich wird das Kraut gegen die schwersten Krankheiten gebraucht. Tatsache ist, dass die Mistel bis ins 18. Jahrhundert hinein in Arzneibüchern Englands und Hollands als Mittel gegen die Epilepsie aufgeführt wurde.

Die medizinische Verwendung der Mistel lässt sich zudem bis in das fünfte vorchristliche Jahrhundert zurückverfolgen. Plinius berichtete im ersten Jahrhundert nach Christus vom Einsatz der Mistel gegen Fallsucht und Schwindelanfälle. Auch Pfarrer Kneipp stillte mit der Mistel Blutungen und behandelte Störungen im Blutkreislauf.

In den alten Mythen wurde die Mistel wie ein Heiligtum verehrt. In alten Darstellungen sind Mistelzweige in der Hand von Göttern, Medizinmännern, Priestern, Feldherren und Königen zu finden.

Die Druidenpriester der Kelten zogen im Winter bei zunehmendem Mond in den Wald zu den misteltragenden Eichen, um dort ihr Gebet und Opfer zu verrichten. In weiße Gewänder gehüllt stiegen sie in die mächtigen Kronen und schnitten mit goldenen Sicheln die Mistelzweige, die Helfer mit weißen Tüchern auffingen. Dabei durfte die Mistel keinesfalls die Erde berühren.

Lange Zeit war die Mistel im empirisch-medizinischen Bereich zur Behandlung der Fallsucht in Gebrauch, in Form von Teedrogen hat sie sich bis heute in der Behandlung milder Formen der Hypertonie bewährt. Misteln enthalten Stoffe, die den Blutdruck senken und die Gefäßverbreiterung fördern. Deshalb gewinnt man diese Stoffe auch für Medikamente gegen Arteriosklerose. Und der Anthroposoph Rudolf Steiner schließlich beschrieb die Mistel als Erster als möglicherweise für die Behandlung von Krebs geeignete Heilpflanze.

In der klassischen Heilpflanzenkunde werden die unterschiedlichsten Mistelpräparate zur Therapie gegen Bluthochdruck und Arthrose angewandt. Zusammen mit Weißdorn stärkt sie das müde, geschwächte Herz. Auch bei Schwindelanfällen, Epilepsien, bei schmerzhaften degenerativen Veränderungen der Wirbelsäule, bei der Nachbehand-lung

von Strahlenschäden, als Begleittherapie bei Krebserkrankungen, bei Arthrosen, chronischer Polyarthritis, Hypertonie sowie bei der Nachbehandlung von Apoplexien kommt die Mistel zum Einsatz.
Inhaltsstoffe:

Viscotoxine, Mistellektine (Ribosomen-inaktivierende Proteine), Flavonoide, biogene Amine, Schleimstoffe, Lignane, Kaffeesäurederivate und Phytosterole

Viscotoxine wirken schnell, lösen Zellmembranen auf, helfen der Mistel sich auszudehnen, zu wachsen. Hier wird der aufstrebende Sprossbilungsprozess sichtbar.

Mistellektin dagegen wirkt langsam, dringt ins Innere des Zellstoffwechsels vor und hemmt diesen. Hier zeigt sich der Wurzelbildungssprozess, das Zur-Ruhe-Kommen.

Das Viscotoxin ist vermehrt in Blatt und Stängel, das „dunkle" Mistellektin vermehrt in den Beeren zu finden, die sich nur im Winter ausbilden. Deshalb wird die Mistel für Präparate zur Krebstherapie im Jahr zwei Mal geerntet: im Juni und im Dezember. Die aus den beiden Mistelernten gewonnenen Säfte haben unterschied-liche Viscotoxin- und Mistellektinanteile und werden unterschiedlich weiterverarbeitet, Mistelkraut soll nicht mit anderen Immunstimulanzien kombiniert werden.

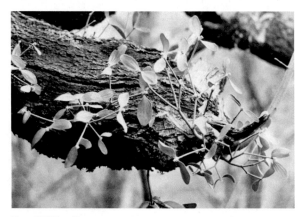

Foto Wikipedia

26. KRÄUTER SELBST ZIEHEN

Die meisten der hier genannten Heilpflanzen und auch viele andere, sind äußerst pflegeleicht und können bei etwas gärtnerischem Geschick gut im eigenen Garten gezogen werden.

Alle Kräuter, die für medizinische Zwecke verwendet werden sollen, müssen in Gebieten wachsen, die frei von jeglichen Kontaminationen durch Herbizide, künstliche Dünger, verunreinigtes Abwasser, Autoabgase oder Gülle aus der Tierzucht sind. Alle diese Kräuter wachsen sehr gut in der gleichen Erde und unter gleichen Bedin-gungen.

27. DAS ERNTEN IN DER WILDNIS

Wenn die Pflanzen nicht geschützt sind und nicht in einem Naturschutzgebiet wachsen, ist es in den meisten Ländern erlaubt, sie zu ernten, zumindest die Samen und oberen Pflanzenteile. Bei den Wurzeln sieht es schon anders aus, hier sollte man bei den zuständigen Ämtern nachfragen, ob es gestattet ist.

Das Ernten in der Wildnis erfordert viel Sorgfalt und Sensibilität, damit man das empfindliche Gleichgewicht der Umwelt nicht stört. Man sollte immer nur so viel nehmen, wie man braucht, und sichergehen, dass die Pflanze sich weiterhin vermehren kann. Etwa ein Drittel der Pflanzen sollte man also stehen lassen. Wenn möglich sollte man sich Gebiete aussuchen, wo wenig Menschen und Tiere unterwegs sind, in deren Nähe es keine großen Straßen gibt und auch keine konservative Landwirtschaft betrieben wird.

28. HERSTELLUNG UND LAGERUNG

Bewahren Sie frisch geschnittene Pflanzen nicht in Plastiktaschen auf, da sie sonst schnell faulen, am besten sind Stofftaschen oder Körbe. Papiertaschen, die man für die Kräuter verwendet, sollten immer ungebleicht sein und Lebensmittelqualität haben.

Die Kräuter sollten zu lockeren Sträußen gebunden werden. Man kann sie an einer gespannten Leine aufhängen. Während des Trocknungsprozesses müssen Nässe oder Feuchtigkeit vermieden werden.

Lagern Sie das ganze, getrocknete Kraut in einem luftdichten Glasbehälter an einem kühlen, dunklen und trockenen Platz.
Zermahlen Sie die Kräuter langsam und immer nur kurz, damit die Hitze im Mahlwerk nicht zu stark wird.

Es wäre empfehlenswert, eine Staubmaske zu tragen, um zu vermeiden, dass man das Material einatmet.

Idealerweise werden die Kräuter wie folgt zubereitet:
* Getrockneter Kleiner Sauerampfer (das ganze Kraut) wird grob gemahlen, um die maximale Qualität der fragileren oberen Teile während der Herstellung zu erhalten.
* Wurzel der Großen Klette, gehackt, bis die Stücken etwa so groß wie Erbsen sind;
* die innere Rinde der Amerikanischen Rotulme, fein gemahlen.

Die Mixtur sollte danach blass-grün sein mit sichtbaren Wurzelstücken und kleinen Stücken der grünen Stängel. Kommerziell erhältlicher Kleiner Sauerampfer ist oft sehr fein gemahlen, sollte aber noch immer seine frische grüne Farbe haben und nach frischem Heu duften.

Ein klassisches Essiac-Produkt von guter Qualität wird immer einen klaren, appetitanregenden Geruch nach frischen Kräutern aufweisen, sobald die Packung geöffnet wird.

29. DIE DOSIERUNG

Bei den Mengenangaben zur Herstellung von Essiac, aber auch bei den Einnahmeempfehlungen kam es immer wieder zu unterschiedlichen Aussagen und Auseinandersetzungen. Einerseits hatte sich Rene immer geweigert, die genaue Rezeptur herauszugeben, andererseits bekamen die Personen in ihrem Umfeld doch Einzelheiten mit. Zudem konnte sie nicht verhindern, dass die diversen Ärzte, die an den Studien beteiligt waren, versuchten, durch Laboruntersuchungen die einzelnen Pflanzen und ihre Zusammensetzung herauszubekommen, außerdem umgingen sie ihre Dosierungsempfehlungen. In einem Fall wurde der Sud sogar eingefroren, so dass die gewünschten Ergebnisse gänzlich ausblieben.

Als Rene Caisse im Jahre 1977 feststellte, dass die Ärzte ihren Patienten höhere Dosierungen gaben, als von ihr empfohlen, sagte sie zu einer Freundin: *„Sie verschwenden es nur! Der Körper kann nur eine bestimmte Menge Essiac nutzen, alles andere wird einfach wieder ausgeschwemmt. Außerdem kann der Körper auch immer nur einen bestimmten Anteil des Giftes ausleiten."*

Man braucht also keine höheren Dosierungen des klassischen Essiac-Tees. Im Gegenteil, niedrigere Dosierungen sind meist besser, um den Körper langsam an die Entgiftung zu gewöhnen.
Wenn die Qualität der Kräuter gut ist und mindestens zehn Prozent davon aus der Wurzel des Kleinen Sauerampfers bestehen, gibt es erst recht keine Notwendigkeit, die Dosierung zu erhöhen.
Desto mehr Wurzeln des Kleinen Sauerampfers enthalten sind, desto besser ist die gewünschte Wirkung.

Die Patienten, die während der 1930er Jahren die Bracebridge-Klinik besuchten, bekamen ein Mal pro Woche etwa 15 bis 30 Milliliter des Essiac-Suds. Als die Injektionen nicht mehr verabreicht wurden, empfahl sie ihren Patienten, täglich 30 Milliliter des Suds mit 60 Milliliter heißem Wasser zu verdünnen und vor dem Zubettgehen zu trinken (dies entspricht etwa zwei Esslöffeln Tee mit vier Esslöffeln heißem Wasser).

Wenn Rene gerade mal nicht genügend Kräuter zur Verfügung hatte, kochte sie die Reste noch einmal auf, indem sie ein Viertel der normalen Wassermenge zufügte und den ganzen Prozess der Herstellung noch einmal durchlief. In allen Fällen machte es keinen Unterschied, ob die Patienten die normale Menge bekamen oder den schwächeren Tee.

Abhängig von den Umständen, empfahl Rene auch manchmal eine höhere Dosierung, zum Beispiel zwei Mal täglich 120 Milliliter, allerdings nur über einen Zeitraum von drei Tagen, danach musste eine Pause eingelegt werden.

Essiac wirkt am besten, wenn er mit Pausen eingenommen wird. So wird der Körper immer wieder angeregt sich umzustellen, und es tritt keine Gewöhnung ein.

- Machen Sie immer wieder mal eine Einnahmepause von etwa einer Woche, spätestens aber nach drei Monaten.
- Nehmen Sie den Tee abends mindestens zwei Stunden nach dem Essen und bevor Sie sich die Zähne putzen.
- Nehmen Sie den Tee morgens, sobald Sie aufstehen und bevor Sie die Zähne putzen.
- Warten sie fünfzehn Minuten, bevor Sie irgendwelche Medikamente einnehmen.
- Verwenden Sie den Tee nicht, um damit Medikamente hinunterzuschlucken.
- Warten Sie nach der Einnahme mindestens eine halbe Stunde, bevor Sie etwas essen und trinken.
- Mischen Sie den Tee keinesfalls mit Alkohol.

Generell wird der Tee gut vertragen, auch bei der gleichzeitigen Einnahme und Anwendung konventioneller und alternativer Medikamente. Allerdings sollte er, wie oben erwähnt, unabhängig eingenommen werden, damit er seine Wirkung gut entfalten kann.

Sollten Sie schon andere Kräuter einnehmen, vor allem chinesische, ist es ratsam, festzustellen, ob diese miteinander harmonieren.

Bei der Verwendung der Produkte Flor*Essence und Indian*Essence empfehlen wir, die jeweiligen Einnahmeempfehlungen zu beachten.

Umschläge mit dem Sud:
Der Kräutersud eignet sich auch hervorragend dazu, Umschläge zu machen und auf wunde Stellen oder Geschwüre aufzutragen.

Ein Erfahrungsbericht dazu:
Etwa einen Monat nachdem eine 34-jährige Frau mit Brustkrebs diagnostiziert wurde, ließ sie sich beide Brüste und die Lymphe entfernen. Die Wunden wollten nicht heilen, sodass keine weiteren Behandlungen durchgeführt werden konnten. Die Krankenschwestern wechselten jeden dritten Tag das Verbandsmaterial, und probierten alles aus, bis die Cousine der Frau, die ebenfalls Krankenschwester war, einen Umschlag mit den Kräutern machte und sie direkt auf die Wunde legte. Dies zeigte eine sofortige Wirkung. Es fühlte sich für die Frau so an, als ob ein Zahn gezogen würde, und der Eiter begann, aus der Wunde zu fließen. Die Oberschwester holte die anderen Schwes-tern, um es sich anzusehen. Sie konnten es kaum glauben, aber nach ein paar Tagen konnte mit den weiteren Behandlungen begonnen werden.

30. DIE INJEKTION

Seitdem Essiac durch die Veröffentlichung im Homemaker's Magazine im Jahre 1977 öffentlich gemacht wurde, gab es die immer wiederkehrende Frage: Warum gibt es die Injektionen nicht mehr?

In einem Brief vom 5. Mai 1974 schrieb Rene an Dr. Stock vom Sloan-Kettering-Institut: *„Es dauerte Jahre, um das eine Kraut herauszufinden, das direkt auf das Wachstum des Tumors einwirkt. Die anderen Kräuter wurden vor allem verwendet, um das Blut zu reinigen und andere Infektionen, die durch den bösartigen Tumor entstanden sind, zu behandeln. Wir konnten an Mäusen, die mit dem menschlichen Karzinom beimpft worden waren, feststellen, dass das Tumorwachstum zurückging, bis es nicht länger lebendes Gewebe angriff. Das geschah meist nach etwa neun Tagen mit der Essiac-Therapie.*

Mit einem pH-Wert von 4,3 bis 4,5 ist die Lösung aus Kleinem Sauerampfer extrem sauer, und die direkte Injektion in den Muskel kann sehr traumatisch sein.

Der folgende Bericht wurde zum ersten Mal in dem Buch „The Essiac Book", 2006 veröffentlicht. Darin wollte die Autorin Mali Klein die Wirkung der Injektion an sich selbst ausprobieren:

„Am 29. September 2003 wurde mir auf meine Bitte hin von einer Krankenschwester ein Milliliter der Kleinen-Sauerampfer-Lösung in den oberen Deltamuskel meines linken Armes injiziert. Unter strengen Labor-bedingungen war eine geeignete sterile Lösung nach den schriftlichen Aufzeichnungen von Miss Caisse hergestellt worden. Zu diesem Zeitpunkt war ich nicht an Krebs erkrankt und hatte auch nie eine entsprechende Behandlung bekommen. Der pH-Wert der Lösung lag bei 4,3, und es war recht schmerzhaft, diese saure Lösung injiziert zu bekommen, obwohl die Stelle gut vorbereitet wurde und die Flüssigkeit Bluttemperatur hatte.
Bevor die Spritze ganz geleert war, verkrampften sich schon mein linker Arm und meine Finger, der Krampf zog sich bis hinauf zu meinem

Hals und in meinen Kopf. Es war ziemlich unangenehm und dauerte etwa 15 Minuten. Der Krampf ließ dann im Laufe des Tages immer mehr nach, die Einstichstelle tat aber noch 48 Stunden lang weh."

Von den gleichen Symptome hatten auch die Patienten der Bracebridge-Klinik berichtet.

Man kann sich vorstellen, dass es in dieser Zeit nicht ratsam ist, Auto zu fahren oder eine Maschine zu bedienen, zumindest nicht in der ersten Stunde nach der Injektion. Ansonsten traten aber keine weiteren Nebenwirkungen auf.

Die Möglichkeit erheblicher Schädigungen des Gewebes an den Injektionsstellen bei wiederholten Injektionen dürfen zusammen mit der Möglichkeit ernsthafter Verletzungen als Ergebnis der Krämpfe in der Muskulatur, aber nicht unterschätzt werden.

Seitens der Ärzte wurde vorgeschlagen, den pH-Wert auf sieben zu steigern, indem man die Lösung mit Natriumbicarbonat mischt. Diese Methode wurde noch nicht getestet, und man weiß auch nicht, ob der Wirkstoff dadurch in irgendeiner Weise beeinflusst werden würde.

31. DAS ORIGINALREZEPT VON ESSIAC

Das Originalrezept von Essiac, so wie es von Rene Caisse selbst entwickelt wurde, hat im Laufe der Zeit immer wieder zu Verwirrung geführt. Gerade bei der Verwendung der Klette war nicht immer klar, ob nun das Volumen oder das Gewicht gemessen werden sollte. Grund dafür war einerseits natürlich, dass Rene die Rezeptur möglichst geheim halten wollte, und andererseits, dass die verschiedenen Ärzte, ebenfalls an der Rezeptur feilen wollten, sofern sie Zugang dazu bekamen.

Mary McPherson war über einen Zeitraum von 43 Jahren eng mit Rene Caisse befreundet, und sie half Rene oft bei der Zubereitung von Essiac. Am 23. Dezember 1994 übergab sie der Stadt Bracebridge in einer beeidigten schriftlichen Erklärung die folgenden Aufzeichnungen von Rene. Sie wollte damit weitere Verwirrungen vermeiden, und außerdem war es für sie von öffentlichem Interesse.

Hier ist nun das Originalrezept, wie es von Rene an ihre Mitarbeiterin Mary McPherson weitergegeben wurde:

680 g Klettenwurzel, in kleine erbsengroße Stücke gehackt,
453 g gemahlener Kleiner Sauerampfer
113 g gemahlene innere Rinde der Rotulme
28,35 g gemahlene Rhabarberwurzel

Nachdem alles gut durchgemischt wurde, kann man die Mischung in einem Glas an einem dunklen und trockenen Ort aufbewahren.

Zubereitung:
Um den Sud herzustellen, nimmt man von dieser Mischung 28 bis 35 Gramm und gibt 950 Milliliter Wasser dazu, abhängig von der Menge, die man herstellen will.

Das Ganze wird in einem geschlossenen Topf zehn Minuten lang gekocht, danach den Herd ausschalten und den geschlossenen Topf auf der Platte über Nacht zum Ziehen stehen lassen.

Am nächsten Morgen noch einmal aufkochen und wieder für einige Minuten stehen lassen.

Schließlich den Sud durch ein feines Sieb filtern und in sterilisierte Flaschen abfüllen und abkühlen lassen. Diese sollen ebenfalls in einem dunklen kühlen Schrank aufbewahrt werden. Sobald die Flasche geöffnet wurde, muss sie im Kühlschrank aufbewahrt werden. Um die letzte Flüssigkeit aus der Flasche herauszubekommen, kann man sie noch einmal durch einen Filter geben und den letzten Rest des Sediments dann wegwerfen.
Diesem Rezept sollte unbedingt gefolgt werden, so wie es hier niedergeschrieben wurde.

Die Sterilisierung der Flaschen und aller anderen Utensilien, die zur Zubereitung verwendet werden, ist ein weiterer wichtiger Punkt bei der Herstellung, der unbedingt beachtet werden muss, da keinerlei Konservierungsmittel verwendet werden. Während des Sommers oder wenn man in einem Land lebt, wo es sehr heiß ist, ist es auch ratsam, den Topf während der Einwirkzeit über Nacht in den Kühlschrank zu stellen. Keinesfalls sollte der Sud zu irgendeinem Zeitpunkt in der Mikrowelle erwärmt werden oder versucht werden, ihn darin zuzu-bereiten.

32. DIE WASSERQUALITÄT

Idealerweise sollte das verwendete Wasser einen neutralen pH-Wert von sieben aufweisen. Sollte man keine Quelle in der Nähe haben, kann man auch gefiltertes Wasser verwenden. Dazu besorgt man sich entweder einen guten Filter, der an der Hauptwasserleitung angebracht wird, oder kauft bereits gefiltertes Wasser.

Wenn es Ihnen möglich ist, sollten Sie kein Wasser aus Plastikflaschen (außer sie sind aus PE oder PP) verwenden, da es durch die darin enthaltenen Stoffe wie Bisphenol A zu Hormonunregelmäßigkeiten kommen kann.

Wasser ist außerdem Träger von Informationen, wie die moderne Naturwissenschaft in den vergangenen Jahrzehnten herausgefunden hat. Flüssiges Wasser hat ungewöhnliche physikalische und chemische Eigenschaften, die durch ihre Dipol-Struktur erklärt werden können. Dadurch ist es in der Lage, Informationen zu speichern. Wasser kann darüber hinaus auch unend-lich viele Strukturen annehmen, weil es plastisch ist.

So wird verständlicher, warum homöopathische Potenzen ohne substanzielle chemische Inhaltsstoffe tatsächlich wirken können.

33. ALTERNATIVE REZEPTE

Wer gerne selbst ein wenig experimentieren möchte oder nur einzelne Pflanzen verwenden möchte, findet hier eine kleine Auswahl. Mehr Informationen darüber enthält das Buch „Essiac Essentials" von Sheila Snow und Mali Klein.

Unten wird die Zubereitung eines Suds geschildert, der nur aus der Rinde und den Wurzeln der Pflanzen stammt. Dies geht auf eine Originalrezeptur der Native Americans zurück:

120 g gehackte Rinde der Großen Klette
80 g grob gemahlene Wurzel des Sauerampfers
20 g gemahlene Rinde der Rotulme
5 g gemahlene Wurzel des Handlappigen Rhabarbers

Zubereitung:
Zehn Gramm der Mischung mit einem Liter Wasser vermischen und so zubereiten, wie es für Essiac beschrieb wurde.

Dosierung:
Jeden zweiten Tag nimmt man abends vor dem Zähneputzen zwei Esslöffel (30 ml) des Suds, vermischt mit vier Esslöffel (60 ml) heißen Wassers. Ein Mal im Monat sollte man drei Tage Pause machen, bevor man mit der Einnahme fortfährt.

Im gleichen Buch wird auch eine Variation des klassischen Essiac-Tees vorgestellt, so wie Rene es verschiedentlich gemacht hat, wenn ein Patient die Injektionen nicht vertrug oder diese aus verschiedenen Gründen nicht angewendet werden konnten.

Hierbei werden die Kräuter aufgeteilt und verschiedene Sude hergestellt.

1. Sud: Aus dem Kleinen Sauerampfer wird eine reine Sauerampfer-Lösung hergestellt und für 30 Minuten unter der Zunge im Mund

behalten, ohne sie zu schlucken. Damit umgeht man das Verdauungssystem und die Wirkstoffe können direkt in den Blutkreislauf übergehen.

2. Sud: Die Große Klette, die innere Rinde der Rotulme und der Rhabarber werden zum so genannten „Klette-Tee" gemischt.

Die Zubereitung der reinen Sauerampfer-Lösung:
Zehn Gramm der fein gemahlenen Sauerampferpflanze vermischt mit einem Liter Wasser. Falls man genug Wurzeln des Sauerampfers zur Verfügung hat, sollte man diese bevorzugen.

Bei der Verwendung des ganzen Krauts wird der Sud fünf Minuten langsam im geschlossenen Topf geköchelt.

Wenn man nur die Wurzeln verwendet, braucht es länger, dann wird der Sud zehn Minuten lang geköchelt. Ansonsten geht man so vor, wie bei der Herstellung des klassischen Essiac-Tees.

Man braucht zudem mehrere kleine Flaschen, da sich der Sud sehr schnell zersetzt, sobald er mit Sauerstoff in Berührung kommt. Nachdem die Flasche drei Mal geöffnet wurde, sollte der restliche Inhalt ausgeschüttet und die Flasche sofort gut gereinigt werden.

Die Lösung darf keinesfalls injiziert werden, und man sollte unbedingt aufrecht sitzen, solange man die Lösung im Mund unter der Zunge behält.

34. DER KLETTE-TEE

Hier wird der Sauerampfer komplett herausgelassen. Man mischt lediglich:
120 g gehackte Klettenwurzel,
20 g gemahlene innere Rinde der Rotulme und
5 g gemahlene Wurzel des Handlappigen Rhabarbers.

Zubereitung:
Zehn Gramm der Kräutermischung mit einem Liter Wasser mischen.
Die Zubereitung ist die gleiche wie bei der klassischen Variante.

Einnahmeempfehlung:
Man sollte zwei Stunden vorher nichts gegessen haben und eine Stunde warten, bevor man etwas isst oder trinkt.

Man braucht zwei Gläser und gibt jeweils zehn Milliliter der unverdünnten Sauerampferlösung hinein. Zunächst trinkt man das eine Glas und belässt die Flüssigkeit für 30 Minuten unter der Zunge. Danach spuckt man sie aus und trinkt das zweite Glas aus. Von dem Klette-Tee trinkt man zusätzlich jeden Tag 30 Milliliter, verdünnt mit 60 Milliliter heißem Wasser, bevor man abends die Zähne putzt.

35. KRÄUTER IM INTERNET KAUFEN

Es gibt einige Anbieter im Internet, die ähnliche Produkte wie die hier vorgestellten anbieten. Bevor man dort etwas bestellt, sollte man sich aber einige Fragen beantworten lassen:

- wo die Pflanzen herkommen und
- wie lange sie schon gelagert werden.
- Wenn sie importiert wurden, fragen Sie nach dem Land, aus dem sie kommen, und
- ob sie beim Transport bestrahlt wurden.
- Wenn die Kräuter in Plastiktüten oder Plastikcontainern aufbewahrt wurden, sollten Sie sie besser nicht kaufen.

Idealerweise sollte man nur biologisch gezogene Kräuter mit einem gültigen Mindesthaltbarkeitsdatum kaufen. Beim Kleinen Sauerampfer sollte man nur ganze Pflanzen kaufen.

Im Falle von Kräutermischungen sollten mindestens zehn Prozent Sauerampfer-wurzel enthalten sein.

Am sichersten ist es natürlich, den Kleinen Sauerampfer selbst zu ziehen oder von jemandem ziehen zu lassen, dem Sie vertrauen.

Achten Sie auch auf Folgendes:

- Wenn ein Vermarkter irgendwelche Veränderungen am Rezept vornimmt oder behauptet, dass die Wirkung des Produkts dadurch höher sei, sollte er das beweisen können, indem er entsprechende Forschungsergebnisse vorzeigen kann.
- Die oberen Pflanzenteile, also die Blätter, Blüten und Stängel, sind getrocknet nicht länger als 18 Monate brauchbar.
- Die Wurzeln können bis zu drei Jahre gelagert werden.
- Nur weil auf dem Produkt das Wort „Kräuter" steht, heißt es noch lange nicht, dass es ein gutes Produkt ist. Besser ist es, wenn „zertifiziert organisch" auf der Packung steht.

- Kaufen Sie die besten Kräuter, die erhältlich sind, vorzugsweise biologisch angebaut.
- Gute Qualität erkennt man am frischen Geruch. Geben Sie alles zurück, was entweder gar keinen Geruch hat oder nicht frisch riecht.
- Bewahren Sie die Kräuter in einem luftdicht verschlossenen Glasbehälter auf, an einem kühlen, dunklen Ort, der frei von Feuchtigkeit oder Kondensation ist und sich nicht in der Nähe von Mikrowellen oder einem Stromzähler befindet.
- Samen, egal von welcher Pflanze sie stammen, sind eine konzentrierte Quelle vieler Mineralien, Vitamine und Enzyme der ausgewachsenen Pflanze. Wenn möglich sollten Samen sowohl des Kleinen Sauerampfers als auch der Klette enthalten sein.
- Lassen Sie die Kräuter oder die zubereitete Mixtur nie lange Hitze, Feuchtigkeit oder längerem Lichteinfall ausgrsetzt. Ziel sollte es sein, die Kräutermischung innerhalb von 15 Monaten nach der Ernte aufzubrauchen.

36. KREBS UND DIE BEHANDLUNG MIT KRÄUTERN

Natürlich fragt man sich, ob diese Kräuter tatsächlich so wirkungsvoll sind, wie in den Geschichten immer behauptet wird. Eine Antwort darauf zu finden, wäre die Aufgabe von Resperin und der Mankind Research Foundation gewesen. Die Forschungen waren aber nicht so einfach, oft fehlte es an Geld und Unterstützung von Wissenschaftlern und Ministerien.

Es gab immer wieder sehr vielversprechende Fälle, aber dennoch kann man nicht pauschal behaupten, dass die Kräuter immer wirken. Bei der Mehrheit der Fälle wurden auch noch andere Behandlungsarten mit einbezogen.

37. SCHWARZE SALBE

Bei einem Buch, dessen Thema indianische Kräuter als Anwendung bei Krebs ist, darf auch ein Kapitel über die „Schwarze Salbe" nicht fehlen.

Die „Schwarze Salbe", ist eine der vielen indianischen Salben, die durch die Indianer von Nordamerika bei äußerlichen Tumoren (Hauttumoren) eingesetzt wurden. Im Nachfolgenden sprechen wir auch über die „indianischen Salben".

Die Kräuter, aus der die indianischen Salben hergestellt werden, sind bekannt unter dem Namen „Indian Herbs", die nicht mit den vorherigen Kräutern von Essiac oder Flor Essence verwechselt werden dürfen.

Die Kräuterrezepturen, woraus die indianischen Salben hergestellt werden, bestanden ursprünglich aus vier Kräutern, wobei die Rezeptur von Region zur Region unterschiedlich sein konnte. Die Kräuter, so wie sie in der Basisrezeptur verwendet wurde und wie wir sie aus der „Schwarze Salbe", kennen, besteht aus: Blutwurz, Galanga, Chaparal und Graviola.

Die Indianer verwendeten hauptsächlich Kräuter aus ihrer eigenen Region. Wenn eines der Kräuter nicht in ihrer Umgebung wuchs, dann wurde es gegen ein anderes Kraut ausgetauscht. So finden wir dann Rezepturen die manchmal Blutwurz, und das andere Mal Gelbwurz beinhalten.

Wenn man die Eigenschaften der indianischen Kräuter recherchiert, findet man erstaunliche Informationen über die krebshemmende Wirkung der jeweiligen Kräuter. Man fragt sich unwillkürlich, warum diese Information nicht publik und für jeden zugänglich ist.

In den 1980er Jahren wurde durch ein amerikanisches Pharmaunternehmen eine wissenschaftliche Studie über die krebshemmende Wirkung von Graviola gemacht. Man fand heraus, dass alle Teile von Graviola (Blätter, Wurzeln, Früchte) eine positive Auswirkung auf 15 verschiedene Krebsarten hatte. Nachdem es der Firma nicht gelang, die wirksamen Bestandteile chemisch nachzubauen, verschwand die Studie in den Schubladen; niemand hörte davon. Erst vor einigen Jahren hatte einer der Ärzten, der damals an der Studie mitgearbeitet hatte, die früheren Ergebnisse im Internet veröffentlicht.

Die Fülle der Informationen würde den Rahmen sprengen, um jedes Kraut einzeln in diesem Kapitel zu behandeln. Wir empfehlen Ihnen deshalb, diese im Internet nachzulesen.

Die Indianer kannten neben der Basis-Rezeptur ebenfalls Salben, die eine mehr tumorspezifische Wirkung zeigten. Neben den Salben wurden blutreinigende Tinkturen zur Unterstützung und Ausleitung der Gifte empfohlen. Wenn Sie interessiert sind und mehr über die verschiedenartigen Rezepturen und Tinkturen erfahren wollen, empfehlen wir Ihnen das Buch von Ingrid Neumann „Krebs behandeln mit pflanzlichen Salben" und das Buch „Wenn Heilen zum Verbrechen wird" über das Leben von Harry Hoxsey, der bis Ende der 1950er Jahre viele tausende Krebskranke in Amerika mit seinen Tinkturen und Salben geheilt hat, bis er schließlich nach Mexico ausweichen musste. (Beide Bücher sind über den Jim Humble Verlag erhältlich.)

Durch die Besiedlung von Amerika wurden die indianischen Salben schon im frühen 18. Jahrhundert in Europa bekannt, und, wie wir in der Literatur nachlesen können, durch verschiedene Ärzte in Frankreich und England in der Tumorbehandlung erfolgreich eingesetzt.

Als anfangs des 17. Jahrhunderts die ersten Auswanderer in der „Neuen Welt" eintrafen, waren darunter nicht nur Abenteurer und Verbrecher, sondern auch viele Wissenschaftler, Ärzte, Apotheker, Botaniker usw., deren Leben in Europa gefährdet war. Bis zu Beginn des 19. Jahrhunderts war in Europa die Inquisition aktiv und bestimmte, was an den Universitäten gelehrt werden durfte und nicht. Andersdenkende und Wahrheitssucher waren ihres Lebens in der damaligen Zeit in Europa nicht sicher und tauschten das Sichere in der Ferne gegen das Unsichere in der Heimat.

Es war denn auch diese Gruppe von Menschen, die sich in der neuen Heimat für die Heilpflanzen und Indianer-Medizin interessierte und den Kontakt mit den Ureinwohnern suchte.

Die Tumorbehandlung bestand im industriellen Zeitalter aus zwei Behandlungsmöglichkeiten.

1. Der Tumor wurde operabel entfernt. Bei all dem Blut, das dabei floss, konnte man jedoch nicht so gut kontrollieren, was dabei alles weggeschnitten wurde.
2. Der Tumor wurde mit Kaustika oder Säure weggebrannt. Entweder wurde der Tumor freigelegt, oder man machte eine Perforation bis an den Tumor. Anschließend wurden dann entweder das Kaustikum oder die Säure zum Tumor geleitet, um diesen wegzubrennen.

Dass der Patient bei der letzten Methode höllischen Schmerzen ausgesetzt war und in Ohnmacht fiel, bleibt ohne Frage. Oftmals musste die Prozedur wiederholt werden. Dass viele Patienten die Krebsbehandlung nicht überstanden, war der Grund dafür, dass sich nicht viele zu einer Tumorbehandlung in die Hände der Ärzte wagten.

Die wenigen Mutigen und humaneren Ärzte, die sich zu einer alternativen Vorgehensweise entschieden und sich nicht scheuten, ihre Erfahrungen zu veröffentlichen, wurden durch ihre Kollegen verspottet und verachtet.

Obwohl die indianischen Salben der Schulmedizin überlegen waren, mussten sie ihr unterliegen. Als die Salben im frühen 19. Jahrhundert aus Amerika verbannt wurden, gerieten sie auch in Europa mehr und mehr in Vergessenheit.

Eine Symbiose aus Indianerwissen und europäischer Medizin

Die Indianer verwendeten ursprünglich nur Kräuter in ihren Rezepturen. Durch den Einfluss der europäischen Pharmakologie kombinierten Ärzte das Wissen der Indianer mit ihren eigenen Erkenntnissen und produzierten oftmals Kombinationen aus Kräutern und chemischen Substanzen.

So wurden Kaustika oder Säuren in die Kräutersalben zugefügt, um die Haut leichter zu öffnen und den Tumor schneller zu erreichen. Heute wird hauptsächlich nur noch das Zinkchlorid in den Salben verwendet. Um die Wirkstoffe besser in der Haut zu schleusen, fügt man noch DMSO dazu und Glycerin, das verhindern soll, dass die Salben zu schnell austrocknen.

Wenn man sich in die Literatur über die indianischen Salben vertieft, werden gelbe und rote Salben genannt. Die Farbe wird durch die verwendeten Kräuter und Chemikalien bestimmt. So färbt Zinkchlorid die Salbe schwarz, woher dann auch der Name „Schwarze Salbe" kommt.
Dass das Wissen über die indianischen Salben wieder seinen Weg nach Europa gefunden hat, ist dem Zufall oder vielleicht auch wieder dem Mut einiger Weniger zu verdanken.

Im Internet kann man viele Informationen und in Youtube Filme über die „Schwarze Salbe" finden. Die meisten Filme sind englischsprachig und können beim Eingeben von „black salve" gefunden werden.

Über den Link www.schwarzesalbe.com, kann man herausfinden, wo man die Kräuter oder fertige Salbe bestellen kann.

Schwarze Salbe, Kapseln, Tee

Wenn man die Diagnose Krebs mitgeteilt bekommt, sollte man eigentlich alles tun, um wieder gesund zu werden. Krebs ist keine unheilbare Krankheit, sondern viel mehr ein Geschäft, womit alleine in Deutschland jährlich rund 27 Milliarden Euro Umsatz gemacht wird.

Das Gute an der „Schwarze Salbe" ist, dass man den Heilungsprozess auf der Haut optisch verfolgen kann. Täglich kann man sich so von der Wirkungsweise der Kräuter überzeugen. Schwieriger wird es, wenn der Krebs innerlich ist und man nicht sehen kann, ob die Krebszellen tatsächlich angegriffen werden. Doch wenn die Salbe solch gute Ergebnisse bei der äußerlichen Anwendung hat, warum sollten die Kräuter dann bei einem Krebs, der im Inneren des Organismus ist, nicht gleich wirken?

Wir empfehlen bei jeder Form von Krebs, äußerlich oder innerlich, die Kräuter, die in der „Schwarze Salbe" verwendet werden, als Kapseln und auch als Tee einzunehmen. Aus vielen Berichten geht hervor, dass die Kräuter bei der Einnahme typische Entgiftungssymptome hervorrufen, die eine Wirkung der Kräuter bestätigen.

Die Rezeptur

Weil es hierzulande jedem verboten ist, die „Schwarze Salbe" herzustellen und in Verkehr zu bringen, blieb nur eins übrig: die Rezeptur der „Schwarze Salbe" publik zu machen. Nun kann sich jeder, der keine Chemotherapie, Operation oder Strahlentherapie möchte, frei dazu entscheiden, ob er sich die Salbe selber anrühren möchte.

In den zwei Jahren, seit ich die Salbe kennenlernte, habe ich viele Emails und Fragen von Menschen bekommen, die ihre Zweifel hatten und sich nicht so recht trauten, die Salbe selbst aufzutragen.

Betroffene möchten natürlich am liebsten mit Begleitung eines Arztes oder Therapeuten Hilfe erhalten, die sie bei der „Eigenbehandlung" mit der Salbe unterstützen. Adressen von Ärzten, von denen wir wissen, dass sie Menschen begleiten, dürfen wir aber nicht herausgeben, weil das auch für die Ärzte oder Therapeuten zu gefährlich ist. Viele Ärzte haben in den letzten hundert Jahren ihre Approbation verloren, weil sie nicht nach den Pfeifen der organisierten Medizin tanzten.

Jeder Mensch auf der Erde sollte Zugang zu den Heilmitteln haben, die er benötigt. Aus diesem Anlass veröffentlichen wir die Rezeptur der „Schwarze Salbe".

Zutaten:
50 g Kanadischer Blutwurz (Sanguinaria canadensis)
50 g Thai-Ingwer (Alpina Galanga officinalis)
50 g Graviola (Annona muricata)
50 g Chaparral (Larrea divaricate)
250 g Zinkchlorid
25 ml Dimethylsulfoxid (DMSO) – bringt als Träger den Wirkstoff tiefer in der Haut
25 ml Glycerin – hält die Salbe geschmeidig
500 ml destilliertes oder abgekochtes Wasser

Zubereitung:
Mischen Sie die Kräuter in einem Topf zusammen.

Erhitzen Sie 500 ml Wasser und fügen Sie, sobald das Wasser warm wird, das Zinkchlorid (250 g) hinzu. Rühren Sie solange, bis das Zinkchlorid vollständig aufgelöst ist.

Bringen Sie das Wasser zum Siedepunkt und fügen Sie nun unter Rühren die Kräuter hinzu. Stellen Sie die Flamme ab und rühren Sie solange weiter, bis Sie eine homogene Masse bekommen haben. Wenn die Masse zu trocken ist, können Sie etwas abgekochtes Wasser zufügen.

Nun rühren Sie das DMSO und das Glycerin dazu. Lassen Sie nun alles 24 Stunden ausreifen, wonach Sie die Salbe in kleine Töpfchen abfüllen können.

Wichtig:
Verwenden Sie keine Metallgegenstände. Nehmen Sie Holzlöffel und am besten einen emaillierten Topf oder feuerfeste (Glas-)Schüssel mit einem Inhalt von 5 Litern

38. WAS IST KREBS?

Das Wort Krebs bezieht sich tatsächlich auf das gleichnamige Tier: Krebs oder Krabbe. Schon die Ärzte im Altertum erkannten, dass die Form der Masse im Körper, die sich bei der Krebserkrankung bildet, einer Krabbe mit Tentakeln ähnlich sieht, die nach den Organen greifen und sich in Hohlräumen niederlassen.

Krebs an sich ist die unkontrollierte Ausbreitung und das Wachstum von Zellen, die miteinander ein Geschwür formen, das normalerweise in einem Organismus nicht vorkommt.

Krebszellen infiltrieren und zerstören das angrenzende Gewebe, und verschaffen sich so einen Zugang zum Kreislaufsystem und implantieren sich an verschiedenen Stellen im Körper. Krebszellen wachsen typischerweise schneller als die normalen Körperzellen. Die verminderte Versorgung mit Nährstoffen und ein hohes Maß an Giftstoffen, in Verbindung mit der mechanischen Blockierung führt zur Zerstörung des Organs beziehungsweise der Stellen im Körper, wo sich der Krebs festgesetzt hat.

Alle unsere Zellen haben die Fähigkeit sich zu vervielfältigen, wenn sie das richtige Signal dazu bekommen. Die erste Zelle, aus der wir entstanden sein, die Zygote oder das befruchtete Ei, will sich natürlicherweise vervielfältigen. Dieses Wachstum wird von einem Gen, dem Protoonkogen, gesteuert. Sie kommt in jeder Zelle vor und kodiert die Proteine, die das Wachstum und die Teilung der Zelle kontrollieren und steuern. Das erste Stadium der fötalen Entwicklung ist also dem Wachstum von Krebs recht ähnlich.

Zu einem bestimmten Zeitpunkt aber tritt ein differenzierteres Wachstum ein, und es entwickeln sich die Teile unseres Körpers, denen bestimmte Funktionen zugewiesen sind. Dies wird durch die Aktivie-rung des Onkosuppresorgens erreicht, das die Aufgabe hat, jegliche Expression des Protoonkogens zu unterdrücken.

Im Falle von Krebs wird das Protoonkogen zum Onkogen, der dann die Ursache der Krebserkrankung ist. Es kann also passieren, dass durch Chromosomenumlagerungen ein Wachstumsgen unter den Einfluss eines Promoters gerät, der normalerweise stark aktivierend wirkt. So sind zum Beispsiel die Promotoren der Immunglobuline in der Lage, Protoonkogene zu Onkogenen zu aktivieren und damit zur Entstehung von Tumoren beizutragen. Nicht alle Tumore sind krebsartig oder bösartig, einige Tumore wachsen in einer ähnlichen Geschwindigkeit wie Zellen und werden als gutartig bezeichnet.

Die Transformation von einem Protoonkogen zu einem Onkogen wird als Onkogenese bezeichnet, der Geburt von Krebszellen. Es dauert im Durchschnitt 85 bis 200 Tage, bis die Krebszellen eine Generation entwickelt haben (manche Krebsarten können eine doppelt so schnelle Zeit aufweisen und sich in acht Tagen entwickeln, andere brauchen 700 Tage). Um ein Krebsgeschwür zu erkennen, muss dieses etwa einen Zentimeter groß sein oder etwa zehn Milliarden Zellen beinhalten.

39. KREBSERKRANKUNGEN UND UNSER LEBENSSTIL

Aus verschiedenen Untersuchungen weiß man, dass nur etwa 15 bis 20 Prozent der Menschen, die an chronischen oder sonstigen schweren Erkrankungen leiden, bereit sind, Verantwortung für ihren eigenen Gesundheitszustand zu übernehmen, ihre Lebensumstände entsprechend zu verändern und an ihrer eigenen Gesundung teilzuhaben.

Der Großteil der Erkrankten dagegen, etwa 50 bis 60 Prozent, überlässt das lieber ihren Ärzten, frei nach dem Motto: „Sie sind der Arzt, also ist es Ihre Aufgabe, mich gesund zu machen!" Die übrigen 20 Prozent finden sich damit ab zu sterben.

Was versteht man nun unter einem gesunden Lebensstil? Ohne Zweifel wissen sicherlich die meisten, wie der aussehen sollte, doch an der Umsetzung scheitert es dann oft. Auf der physischen Ebene sind das Dinge wie sich regelmäßig an der frischen Luft zu bewegen, viel Obst und Gemüse zu essen und möglichst Alkohol, Zigaretten, Zucker und dergleichen zu vermeiden.

Auf der psychischen Ebene sind es Dinge wie sich mehr auf die Gegenwart zu konzentrieren und möglichst positiv zu denken. Auch auf seine Gefühle zu achten und diese auszudrücken, ist dabei ein wichtiger Punkt. Außerdem sollte das Loslassen von immer wiederkehrenden Gedanken, die einen nicht schlafen lassen, durch Meditation und Entspannungsübungen, erlernt werden. Je weniger Stress man hat, desto besser.

Dass die Verbindung zwischen unserem Verstand und dem Körper und der Einfluss unserer Gedanken auf den Körper nicht zu unterschätzen sind, wird mittlerweile von vielen Ärzten bestätigt. Man geht davon aus, dass etwa 50 Prozent aller Erkrankungen psychosomatischen Ursprungs sind. Dies aber öffentlich zu sagen, ist nicht so einfach, denn es würde für viele Ärzte bedeuten, dass sie irgendwann einmal arbeitslos und durch Psychotherapeuten ersetzt werden würden.

In der letzten Zeit hört man allerdings öfter von Ärzten, die auch in der Öffentlichkeit vom Einfluss des Verstands auf den physischen Körper sprechen. Vor allem Deepak Chopra hat schon einige Bücher über diese Phänomene geschrieben, wie ein einzelner Gedanke einen sofortigen Einfluss auf den Körper hat.

Ein Arzt aus Arizona, Dr. Robert Koppen, schreibt: „Gedanken, kombiniert mit Gefühlen, erschaffen eine starke kreative Energie, die sich in der physischen Welt manifestiert, und es ist ohne Belang, ob derjenige, der diese Gedanken und Gefühle hat, daran glaubt oder nicht."
Dr. Koppen erklärt weiter: „Die Verbindung des Verstands mit dem Körper ist ein zweischneidiges Schwert. Wenn wir uns in einem glücklichen, zufriedenen und friedlichen Zustand befinden und die Schönheit der Natur als Ausdruck göttlicher Intelligenz und Liebe anerkennen, dann verstärken unsere Gedanken und Gefühle die Anerkennung der Schönheit unserer Welt und natürlich auch die Gesundheit unseres Körpers, der dann viel mehr genossen werden kann."

Sind wir dagegen unglücklich und geben uns selbst, der ganzen Welt oder Gott für das von uns selbst erschaffene ständige Unglück die Schuld, kann sich das Ergebnis auf physischer, mentaler oder emotionaler Ebene sehr zerstörerisch auswirken.

Während unsere Gedanken einen sehr realen und direkten Einfluss auf unsere Körper und somit auf unsere Gesundheit haben, sind es die Emotionen, die auf lange Sicht den noch größeren Einfluss haben. Eine Emotion ist eine gewohnheitsmäßige Reaktion auf eine unbewusste mentale Aktivität.

Unsere unbewussten Gedanken sind das Ergebnis unseres Blickwinkels und von dem, was wir glauben, wie die Welt funktioniert. All das gründet sich auf dem, was wir sind, und auf unseren unterbewussten Glaubenssystemen, die wir im Kindesalter in uns aufgenommen haben. Emotionen sind eine sehr reale Energieform, die einen starken Einfluss auf den Körper und unsere Gesundheit haben kann.

Bei Krebs scheint nun das Problem nicht so sehr darin zu liegen, negative Emotionen zu haben, als eher darin, sie nicht zu haben oder nicht haben zu wollen.

Dr. Marjorie Brooks vom Jefferson Medical College in Philadelphia entdeckte, dass Frauen, die nur sehr selten wütend wurden, viel eher an bösartigen Tumoren erkrankten, als diejenigen, die einen gesunden Umgang mit Wut und Ärger hatten. Sie fand auch heraus, dass Frauen, die an Brustkrebs erkrankten, sich sogar für ihre Wut entschuldigten, selbst dann, wenn sie im Recht waren. Frauen, die dazu neigten, wütend zu werden und auch an ihrem Ärger festhielten, erkrankten zwar an Krebs, aber nicht so häufig, wie diejenigen, die ihn nie ausdrückten.

Bei Befragungen von Patientinnen wird dabei oft von Gefühlen der Hilflosigkeit oder Hoffnungslosigkeit gesprochen – ein Gefühl des Opferseins, entstanden durch Faktoren, die jenseits der eigenen Kontrolle liegen und denen man nichts entgegenzusetzen hat.

In einer Langzeitstudie verfolgte Dr. Richard B. Shekelle das Leben von 2000 Männern. Diejenigen, die in Depressionstests hohe Punktzahlen erreicht hatten, starben doppelt so häufig an Krebs wie diejenigen, die niedrigere Werte hatten. Krebspatienten berichteten auch überwiegend oft, dass sie eine sehr schlechte Beziehung zu ihren Eltern hatten.

Zu verstehen, warum man sich auf eine bestimmte Weise fühlt, kann zweifelsohne dabei helfen, negative Gefühle zu lösen, doch die eigentliche Botschaft ist klar: „Erkenne diese Gefühle, lasse sie zu und danach lasse sie los."

40. KREBS UND UNSERE ERNÄHRUNG

Es ist bekannt, dass eine Reduzierung von Fett in der Ernährung helfen kann, Erkrankungen wie Krebs zu vermeiden, aber auch andere heute weit verbreitete Zivilisationserkrankungen.

Biologisch angebaute Nahrungsmittel sind weitgehend frei von karzinogenen Pestiziden und chemischen Zusatzstoffen. Sie sind außerdem viel gesünder, da sie den Menschen mit vielen Vitaminen und Mineralstoffen versorgen, unter anderem Beta-Carotin, Vitamin E und Selen. Eine Ernährung mit vorwiegend frischem Gemüse und Obst, Getreide, Hülsenfrüchten und wenig tierischen Fetten, reduziert die Wahrscheinlichkeit einer Krebserkrankung immerhin um 13 Prozent.

Enzyme: Enzyme sind besonders für die Verdauung und für das Immunsystem wichtig. Mit dem Alter lässt die Enzymproduktion nach, und Erkrankungen nehmen zu.

Verdauungsenzyme: Wenn diese fehlen, kann unser Körper die Nahrung, die wir zu uns nehmen, nicht verdauen. Dadurch verringert sich nicht nur die notwendige Aufnahme der wichtigen Nährstoffe, sondern es entstehen auch schädliche Gifte durch Zersetzungsprozesse im Darm.

Nahrungsenzyme: Rohes Obst und Gemüse enthalten Enzyme, die die Verdauung unterstützen. Wenn diese bei 120 Grad Celsius gekocht werden, werden die meisten davon zerstört. Gekochtes kann außerdem die Organe übermäßig belasten.

Stoffwechselenzyme: Weiße Blutzellen (Leukozyten) enthalten Proteasen (Eiweißenzyme), Amylasen (Stärkeenzyme) und Lipasen (Fettenzyme). Die Kombination von rohem Obst und Gemüse und Nahrungsergänzungsmitteln helfen den weißen Blutkörperchen, das Immunsystem und das Blut gesund zu erhalten.

41. WICHTIGE INHALTSSTOFFE VON LEBENSMITTELN, DIE DABEI HELFEN, KREBS ZU VERMEIDEN

Beta-Carotin: schützt zuverlässig vor UV-Strahlen und den hieraus entstehenden Zellschäden. Es wirkt der zerstörerischen Lipidperoxidation entgegen, die uns altern lässt, stärkt das Immunsystem über die Aktivierung der T- und B-Zellen und greift regulierend in den Fettstoffwechsel ein.
Beta-Carotin ist in den meisten grünen Blattgemüsen zu finden, außerdem in Süßkartoffeln, Karotten und Spinat.

Vitamin B_6: wirkt gegen Gebärmutterhalskrebs, erhält die Schleimhäute gesund und ist gut für das Immunsystem. Zu finden in Süßkartoffeln, Karotten, Organen, grünem Blattgemüse, Bananen und Äpfeln.

Vitamin C: wichtig für unser Immunsystem, ist enthalten in Zitrusfrüchten, Gemüse, Brokkoli und grünem Paprika.

Vitamin E: ist ein hervorragendes Antioxidans, es hilft bei allen Alterserscheinungen, schützt vor den schädlichen UV-Strahlen und hat sich bei Darm-, Brust- und Lungenkrebs bewährt. Es ist enthalten in nicht raffinierten Pflanzenölen wie Weizenkeimöl, Sesamöl und Kokosöl, darf aber keinesfalls erhitzt werden. Eine gute Quelle sind Mandeln, Weizenkeime, grünes Blattgemüse und Kräuter.

Kalzium: fördert den Zellstoffwechsel und die Blutgerinnung, hilft bei der Erhaltung gesunder Knochen und Zähne. Ist enthalten in dunkelgrünem Gemüse, Sardinen und Lachs, auch in vielen Samen und Nüssen.

Zink: fördert die Immunfunktion und wird insbesondere bei Prostatakrebs empfohlen. Zink ist enthalten in Sojabohnen, Sonnenblumenkernen, Meeresfrüchten, Zwiebeln, Vollkorn, Kichererbsen, Linsen, Erbsen, Parmesan und Fleisch.

Knoblauch: generell vorbeugend, hemmt möglicherweise das Tumorwachstum.

Folsäure: gehört zur Gruppe der B-Vitamine. Sie ist im Körper an Wachstumsprozessen, Zellteilung und Blutbildung beteiligt. Sie ist enthalten in Fisch, Zitrusfrüchten, Spargel, Kohl und Rüben, in dunkelgrünem Blattgemüse, Sojabohnen, Erbsen, Weizenprodukten und Vollkornbrot; Eigelb und Leber enthalten ebenfalls große Mengen an Folsäure.

Jod: fördert das Gewebewachstum und dessen Wiederherstellung, wirkt vorbeugend bei Brustkrebs, ist enthalten in Meeresfrüchten und Meeresfisch.

Omega 3: mehrfach ungesättigte Fettsäuren, die im Körper wichtige Aufgaben erfüllen. Sie werden zum Beispiel in Zellmembranen eingebaut. Dadurch verbessern sie die Fließfähigkeit der Blutkörperchen und halten die Gefäße elastisch. Wirkt vorbeugend bei Brustkrebs, unterstützt die Gewebe- und Zellfunktionen. Enthalten in Lachs, Sardinen, Schellfisch, Kabeljau, Leinsamen und Leinöl.

Omega 6: besitzt wichtige Funktionen für die Zellmembranen, da sie diese aufbaut und flexibel gestaltet. Außerdem führt sie zu einer Fixierung des Sauerstoffs in den Zellhüllen, wodurch Keime wie Viren und Bakterien abgewehrt werden können.
Auch kommt ihr als Vorläufer bestimmter Botenstoffe eine große Bedeutung für die Regulierung des Blutdrucks und von Entzündungsreaktionen zu. Auch wirkt sie Hautreizungen und Ekzemen entgegen, unterstützende Wirkung bei PMS und Diabetes. Enthalten in Nachtkerzenöl, Distel-, Soja- und Sonnenblumenöl.

Magnesium: unterstützt die RNS/DNS-Synthese und den pH-Wert von Gewebe und Blut. Generell vorbeugend gegen Krebs. Magnesium ist enthalten in braunem Reis, Nüssen, Vollkorn und grünem Gemüse.

Lactobacillus acidophilus: Kapseln, Pulver, Joghurtkulturen. Hilft vermutlich bei Dickdarmkrebs.

Selen: ein Spurenmineral, welches in Früchten und Gemüse vorkommt. Es ist antioxidativ und unterstützt den Körper bei der Bildung von Gluta-thion, einem Enzym, das bei der Entgiftung hilft.

Parasiten

Sie werden sich vielleicht wundern, warum es in diesem Buch ein Kapitel über Parasiten gibt, aber laut der Weltgesundheitsorganisation (WHO) starben 1993 16,4 Miollionen Menschen an Parasiten und Infektionskrankheiten. 1994 stieg diese Zahl sogar auf 1,5 Milliarden. Man kann sich über kontaminierte Lebensmittel, Wasser, rohes Fleisch, Fisch und unhygienische Zustände mit Parasiten anstecken. Kinder sind dabei eher gefährdet, da sie sich vermehrt draußen aufhalten. Heutzutage sind etwa 500 Millionen Kinder mit Parasiten infiziert.

Die Erkrankung an Krebs und der Befall mit Parasiten sind sehr stark miteinander verknüpft. Wir haben bereits hervorgehoben, dass der Konsum von gesunden, lebendigen Nahrungsmitteln wichtig ist. Der Verzehr von stark verarbeiteter Nahrung, wie Fastfood, Zucker und raffiniertem Öl stellt den Parasiten nämlich einen idealen Lebensraum zur Verfügung. Dieser Lebensraum, verursacht durch schlechte Ernährung, verhilft den Parasiten zu einer Vermehrung, die schließlich dazu führen kann, dass der Körper nicht mehr mit allen Nährstoffen versorgt wird.

Es gibt etwa 100 verschiedene Parasitentypen. Die Symptome können Blähungen sein, Ermüdungserscheinungen, Durchfälle, Anämie, geringer Blutzucker, laufende Nase, Kopfschmerzen, Haarausfall, Zähneknirschen und ein Ungleichgewicht in der Mineralienversorgung. Es gibt verschiedene Methoden, um die Parasiten loszuwerden, manche dauern etwa drei Wochen, andere drei Monate. Eine Kombination von schwarznussschalen (Schwarzer Walnussbaum) und Wermut (Artemesia shrub) kann bis zu 100 Parasitentypen im Entwicklungsstadium abtöten.

Da Parasiten in einem sauren Umfeld nicht überleben, sollte man saure Lebensmittel wie Cranberrysaft, Apfelessig, Knoblauch, Feigen oder Kürbiskerne bevorzugen.

Lebensmittel, die man vermeiden oder wenigstens stark reduzieren sollte, sind Koffein, Tee, Schokolade und Limonaden, denn diese stehen im Verdacht, Blasen- und Harnwegkrebs sowie DNS-Schädigungen zu fördern.

Frittiertes wie Pommes oder Chips, raffinierte Öle, Eingelegtes, Saccharin, Cyclamat, gegrilltes und gebratenes Fleisch, Fisch und Huhn, das bei hohen Temperaturen gekocht wurde, Milch, Erdnüsse und Mais beinhalten Aflatoxine und werden mit Nieren-, Leber- und Magenkrebs in Verbindung gebracht.

Milchprodukte enthalten Wachstumshormone, die zu Zellwucherungen und Geschwüren beitragen können.

Salz fördert das Wachstum von Geschwüren durch die Einlagerung des Wassers in den Zellen, es verdickt zudem das Blut und verlangsamt den Sauerstoffaustausch in den Zellen.

Alkohol kann das Risiko von Krebs in Mund, Kehle, Speiseröhre, Magen und Leber erhöhen, und raffinierter Zucker steht im Zusammenhang mit Eierstockkrebs.

42. FRAGEN UND ANTWORTEN

Warum ist es so wichtig, die Anteile exakt abzuwiegen?
Das hängt mit der synergetischen Wirkung der Kräuter untereinander zusammen. Wie sich durch Erfahrung gezeigt hat, verwendet man am besten die empfohlene Zubereitungsmethode und die Dosierung, so wie sie auf der Packung angegeben ist, um das volle Potenzial zu erreichen und weil das Mittel so am verträglichsten ist.

Welche Materialien können Sie zur Zubereitung des Tees empfehlen?
Am besten verwendet man emaillierte Töpfe oder Töpfe aus Keramik, Glas oder Stahl (in dieser Reihenfolge), die Größe hängt natürlich davon ab, wie viel man herstellen will. Wichtig ist auch, dass der Topf einen gut sitzenden Deckel hat. Auf gar keinen Fall sollte man Aluminium- oder Teflon-Töpfe verwenden.

Wenn der Sud dunkelbraun wird, heißt das dann, dass die Kräuter nicht mehr so gut sind?
Nein, nicht unbedingt. Es könnte auch sein, dass der Anteil von Klette zu hoch ist.

Warum bestand Rene Caisse darauf, dass Essiac verdünnt werden sollte?
Ein Kräutersud ist generell sehr konzentriert und stark. Da die Menschen unterschiedlich reagieren, hat Rene immer dazu geraten, Essiac in heißem Wasser zu verdünnen, um zu gewährleisten, dass auch empfindliche Menschen keine unangenehmen Erfahrungen damit machen.

Viele Kräuterspezialisten sind der Meinung, man solle die Kräuter möglichst nicht kochen oder zermahlen, um die Wirkstoffe zu erhalten - auch die heutigen Medizinmänner verwenden eher grob gehackte Kräuter. Wie erklärte Rene Caisse das Mahlen und Kochen des Sauerampfers? Und warum bestand sie so vehement darauf, dass das Kraut gemahlen werden sollte?
Sauerampfer von guter Qualität hat viele Wurzeln, die sehr hart sind und gekocht werden müssen, um die nötigen Wirkstoffe zu extrahieren.

In ihren Briefen an Dr. Stock vom Memorial Sloan Kettering Krebscenter, New York bestand Rene darauf, dass der Sauerampfer für die Injektionen auf diese Weise zubereitet werden sollte.

Die Erfahrung zeigt, dass der Sud von getrockneten und gemahlenen Kräutern viel wirkungsvoller ist, als die Zubereitung mit den frischen Kräutern. Anscheinend ist es so, dass der begrenzte Oxidationsprozess während des Trocknens und Lagerns die Wirksamkeit erhöht.
Allerdings muss der Mahlprozess sorgfältig überwacht werden, sonst könnten die Kräuter überhitzt werden und somit doch einer höheren Oxidierung ausgesetzt werden, als es erwünscht ist.

Ich habe gehört, dass das Mittel in Tinkturen oder Kapseln nicht so effektiv ist wie der Sud. Was können Sie mir darüber sagen?
Hierzu ein Auszug aus einem Brief eines Studenten der Kräuterkunde:
Der Unterschied besteht darin, dass der Sud gekocht wird, die Tinktur dagegen ist ein alkoholischer Extrakt und wird nicht erhitzt. Die verschiedenen medizinischen Substanzen haben unterschiedliche physikalische Eigenschaften, und ich könnte mir daher vorstellen, dass die gewünschten Wirkstoffe herausgekocht werden müssen, um sie zu extrahieren und dazu beizutragen, dass die verschiedenen Inhaltsstoffe der vier Kräuter miteinander in Interaktion treten. Somit würden sich auch neue Substanzen entwickeln, die nicht unbedingt mit denen der einzelnen Bestandteile verglichen werden können – also der „synergetische" Effekt.

Hat die Kräutermischung eher eine verdünnende oder verdickende Wirkung im Blut?
Das hängt sehr vom individuellen Fall ab. Schon ganz am Anfang, als Rene begonnen hatte, Notizen zu der Wirkung von Essiac aufzuzeichnen, stellte sie fest, dass Essiac eine blutstillende Wirkung hat. Es gibt aber auch genauso Berichte von Menschen, die schon Medikamente zur Blutverdünnung genommen hatten und diese dann absetzen mussten.

Riskiere ich einen Schlaganfall, wenn ich den Tee verwende?
Bei einer korrekten Einnahme, so wie empfohlen, gibt es bis heute keinen Hinweis auf ein erhöhtes Risiko. Es ist eher so, dass diejenigen,

die schon lange Zeit an hohem Blutdruck litten, eine Normalisierung erfuhren, wenn sie Essiac einnahmen.

Wie lange sollte ich den Tee in etwa nehmen?
Das ist davon abhängig, wie Ihr Gesundheitszustand ist. Normalerweise nimmt man Essiac über einen Zeitraum von mindestens zwei Jahren. Dabei werden aber in regelmäßigen Abständen Pausen gemacht.

Bei der Einnahme der Kräuter soll mehr als die normal empfohlenen zwei Liter Wasser getrunken werden, können Sie mir sagen, wie viel genau das sein soll und wann?
Wenn man den Tee einnimmt, entgiftet man viel mehr oder viel weniger, abhängig vom individuellen Zustand. Es macht daher Sinn, so viel Wasser zu trinken, wie es angenehm ist. Der Tee sollte dann als letztes Getränk vor dem Zubettgehen getrunken werden, so kann er seine Wirkung gut entfalten.

Warum sollte man Wasser nicht durch andere Getränke ersetzen?
Das liegt daran, dass der Körper nur pures Wasser als Wasser erkennt. Sobald Wasser mit etwas anderem gemischt wird, verarbeitet der Körper es als Lebensmittel.

Warum soll man bei der Einnahme den Kaffee-, Tee- und Alkoholkonsum einschränken?
Grünen Tee kann man so viel trinken wie man möchte, allerdings ohne Milch und Zucker. Schwarzen Tee kann man ebenfalls in Maßen trinken, anstatt Milch und Zucker könnte man einen Spritzer Zitronen-saft hinzugeben.
Kaffee dagegen ist ein Stressfaktor für die Leber und das Lymphsystem, sollte also vermieden werden.
Beim Genuss von Alkohol sollte man vorsichtig sein, da er dem Körper Magnesium, die B-Vitamine und die Vitamine C, D, E und K entzieht. Das bedeutet aber nicht, dass man sich nicht ab und zu ein Gläschen Wein gönnen darf.

Kann man den Tee auf Vorrat kochen?
Der Tee wirkt am besten, wenn er frisch zubereitet wird. Er sollte daher nur in Ausnahmefällen auf Vorrat gekocht werden.

Können Nahrungsergänzungsmittel wie Vitamine und Mineralien, andere Kräuter oder Lebensmittel zu einer Beeinträchtigung des Tees führen, auch wenn sie zu einer anderen Zeit eingenommen werden?
Normalerweise nicht. Solange der Tee separat eingenommen wird, gibt es da keine Probleme. Allerdings muss man bei der Einnahme von Kräutern der chinesischen Medizin aufpassen, da es hier manchmal zu Beeinträchtigungen kommen kann.

Ist die gleichzeitige Behandlung mit homöopathischen Mitteln empfehlenswert?
Ja, denn es sind kaum ätherische Öle enthalten, wie.zum Beispiel in Pfefferminztee.

Ist es auch im hohen Alter und bei schweren Krankheiten überhaupt sinnvoll, mit der Einnahme zu beginnen?
Natürlich. Man hatte auch bei sehr alten und kranken Menschen viele Heilerfolge. Allerdings sollte man mit einer geringen Menge beginnen und langsam steigern. In den USA ist der Tee mittlerweile sogar schon als Anti-Aging-Mittel bekannt, da er sehr wirksam gegen freie Radikale ist.

Gibt es eine Krebsart, bei der das Mittel nur wenig Wirkung zeigt?
Die Wirkung der Kräutermischung ist zunächst einmal die, dass sie das Immunsystem puscht und ein Gefühl des Wohlseins bei den Nutzern auslöst, erst an zweiter Stelle steht die medizinische Wirkung, die auch bei Krebsleiden hilft.

Sollten die Kräuter nur entsprechend der Mondphasen gemischt werden?
Das ist eine Angelegenheit des persönlichen Glaubens. Erkrankungen betreffen jeden, egal was man glaubt. Sollten Sie sich aber wohler fühlen, wenn Sie den Mondphasen folgen, dann tun Sie das.

Es ist nicht notwendig, die Kräuter zehn oder zwölf Stunden einzuweichen, stimmt das?

Nach unserer Erfahrung brauchen die Wurzeln und die Rinde Zeit, um das Wasser völlig zu absorbieren und ihre wirksamen Bestandteile darin zu hinterlassen. Der alte Medizinmann weichte die Kräuter ein und kochte sie, und Rene tat es ihm nach. Wie sie sagte: „Es funktioniert, also warum sollte man es dann verändern?"

43. NACHWORT

Seit nun fast 100 Jahren gibt es die unterschiedlichsten Meinungen und Ansätze zur Behandlung von Krebs. Jedes Jahr werden überall auf der Welt Unsummen für die Krebsforschung ausgegeben. Schon 1956 hieß es zum Beispiel von Ärzten, dass es innerhalb von zehn Jahren eine zuverlässige chemische Behandlungsweise gegen Krebs geben.

Wenn die heutigen Überlebenschancen durch die konservative Behandlung von Krebs nicht wirklich zufriedenstellend sind, muss man sich die Frage stellen, warum es nicht schon viel mehr alternative Methoden gibt und warum Ärzte, Heilpraktiker oder andere Menschen, die sich um alternative Methoden bemühen, so vielen Schwierigkeiten ausgesetzt sind, um diese zu etablieren.

Sogar Dr. Alexander Fleming, der das Penicillin entdeckte, musste die traurige Erfahrung machen, dass seine Entdeckung viele Jahre lang keine Anerkennung fand und viele Menschen sterben mussten.

Was würden all die Krebsstiftungen tun, wenn sie keine Spenden mehr bekämen? Was würden die Phamakonzerne, Krankenhäuser und Ärzte machen, wenn sie keine Krebspatienten mehr hätten, die keine Medikamente, Operationen, Bestrahlungen und so weiter bräuchten?

Auf der anderen Seite gibt es so viele Familien, gerade in den USA, die durch die Krebserkrankung eines Familienmitglieds an den Rande des Ruins gebracht werden. Das wiegt natürlich noch schrecklicher, wenn all die Behandlungen gar nichts bringen.

Dort wo die Kontrolle von oben von Menschen mit „Macht" ausgeübt wird, ist auch der einzelne Arzt hilflos. Er kann nichts anderes tun, außer sich an die Regeln zu halten, selbst wenn er das gar nicht möchte.

All dies bedeutet, dass der einzelne Mensch, heute mehr als je zuvor, dazu angehalten ist, Verantwortung für sich und seine Gesundheit zu übernehmen. Nur so wird es möglich sein, dass korrupte Geschäfte mit unserer Gesundheit eines Tages der Vergangenheit angehören. Dass dies geschieht, lässt sich daran ablesen, wie viele Menschen nach Alternativen suchen, und so ist jede weitere konstruktive Verbreitung des Wissens über die Wirkung von Kräuterheilmitteln erwünscht.

44. GLOSSAR

Adenokarzinom: Unter dem Begriff Adenokarzinom wird ein bösartiger Tumor (auch maligner Tumor genannt) verstanden. Die Ableitung des begriffs stammt aus den beiden Wörter Karzinom (griechisch Karzio für Krebs) und Sarkom (griechisch Sarx für Fleisch). Im Gegensatz zur bösartigen Veränderung spricht man bei einer gutartigen (benignen) Veränderung des Drüsengewebes vom so genannten Adenom.

Adstringierend (zusammenziehend): Adstringierende Mittel verändern Eiweiße des Körpers, bis sie funktionslos werden. Dadurch kann sich zum Beispiel über Wunden und Schleimhäuten eine Schutzschicht bilden, die die Heilung fördert.

Aflatoxine: Dies sind natürlich vorkommende Pilzgifte, man kennt mittlerweile 20 verschiedene Arten. Das Aflatoxin B_1 ist eines der stärksten krebserzeugenden Verbindungen.

Ätherische Öle: Haben entzündungshemmende Wirkung, erleichtern das Abhusten, sind harntreibend und krampflösend und tonisierend auf Magen, Darm, Leber und Galle.

Anthrachinone: Anthrachinone oder Anthranoide sind pflanzliche Inhaltsstoffe, die unter anderem in Sennesblättern, Aloesaft und Medizinalrhabarberwurzeln vorkommen. Sie haben vielfältige Wir-kungen, pharmazeutisch im Vordergrund steht die abführende Wirkung zur Behandlung von Verstopfung. Als Abführmittel sollen sie aufgrund unerwünschter Wirkungen nur kurzfristig verwendet werden. Für die längerfristige Anwendung stehen besser verträgliche Alternativen zur Verfügung.

Alginate: Alginsäure, auch Algin, wird von Braunalgen und von einigen Bakterien gebildet. In der Alge stellt es das strukturgebende Element der Zellwände dar.

Alkaloide: Pflanzen, die Alkaloide als Hauptwirkstoffe enthalten, sollten nur unter Anleitung eines Arztes in Form von Medikamenten genommen werden, da dieser Wirkstoff sehr stark ist. Ein bekanntes Alkaloid ist das Atropin, das man von der Tollkirsche kennt. Schon 0,5 Milligramm davon könnten zu psychomotorischer Unruhe und Verwirrung führen. Im Zusammenspiel mit anderen Heilpflanzen kann es aber die Wirkung positiv beeinflussen.

Aminosäuren: Aminosäuren sind die Bausteine der Proteine, die lebenswichtig für unseren Körper sind.

Antioxidans: (Mehrzahl Antioxidantien) Verhindert die Oxidation. Antioxidantien haben große physiologische Bedeutung durch ihre Wirkung als Radikalfänger. Sie inaktivieren den oxidativen Stress im Organismus. Oxidativer Stress gilt als mitverantwortlich für den Alterungsprozess und wird mit der Entstehung einer Reihe von Krankheiten in Zusammenhang gebracht.

Betasitosterol, β-Sitosterin: Zählt zur Gruppe der Phytosterine, deren chemische Strukturen Ähnlichkeit mit der von Cholesterin aufweisen. β-Sitosterin wird im Rahmen diätetischer Maßnahmen in Form entsprechend angereicherter Lebensmittel (zum Beispiel Margarine, Milchprodukte) verwendet. Es wirkt schwach antiandrogen und beeinflusst den Prostaglandinstoffwechsel der Prostata.

Biopsie: Gewebeentnahme und Untersuchung desselben, um einen Krebsbefund auszuschließen oder zu erhärten. Hierbei wird eine Gewebeprobe entnommen, um sie anschließend zu untersuchen.

Bitterstoffe: Wie der Name schon sagt, ist dies der Bestandteil der Pflanzen, der sie bitter schmecken lässt. Sie haben aber ganz besondere Wirkungen und lassen sich in drei Gruppen aufteilen. Die einen regen besonders die Magensaftsekretion an, die zweite Gruppe hat eine antiseptische Wirkung und wirkt sich auf Darm, Leber und Galle sekretionsfördernd aus. Die dritte Gruppe wird auch als Scharfmittel bezeichnet. Diese sind eher in Ingwer, Pfeffer und Galgant zu finden und wirken verdauungsfördernd.

Carrageen: Sammelbezeichnung für eine Gruppe langkettiger Kohlenhydrate (Polysaccharide), die wie die ähnlichen Substanzen Agar-Agar oder Alginat in den Zellen verschiedener Rotalgenarten vorkommen

Cyclamat: (E 952) Ist ein synthetisch hergestellter Süßstoff. Chemisch handelt es sich um Cyclohexylsulfaminsäure. Cyclamat ist etwa 35-mal so süß wie Saccharose (Zucker), aber zum Beispiel nur ein Zehntel so süß wie Saccharin.

Docosahexaensäure (DHA): Siehe Eicosapentaensäure, besitzt wichtige Stoffwechselfunktionen und ist integraler Bestandteil von Membranen, vor allem der Nervenzellen, insbesondere im Gehirn und in der Netzhaut. Bis zu 97 Prozent der Omega-3-Fettsäuren des Gehirns und bis zu 93 Prozent der Omega-3-Fettsäuren in der Netzhaut bestehen aus DHA.

Eicosapentaensäure (EPA): Ist eine mehrfach ungesättigte Fettsäure. Sie gehört zur Klasse der Omega-3-Fettsäuren. Ihre Salze und Ester heißen Eicosapentaenoate. Wird für viele Funktionen des Stoffwechsels benötigt und ist Ausgangsstoff für die Docosahexaensäure.

Flavonoide: Es sind derzeit rund 5000 verschiedene Flavonoide bekannt. Manche wirken gegen Brüchigkeit von Kapillaren, also den ganz kleinen Blutgefäßen, andere sind gut bei Krämpfen im Magen-Darm-Trakt und sind herz- und kreislaufwirksam.

Flavonole: Eine Untergruppe der Flavonoide, sie gehören zu den sekundären Pflanzenstoffen und weisen östrogenartige Wirkungen auf.
- Schutz vor Krebserkrankungen
- Senkung des Cholesterinspiegels
- Knochenschutz
- antioxidative Wirkung
- sollen die Sterblichkeit bei koronarer Herzkrankheit verringern.

Fucoidan: Es handelt sich dabei um einen Polysaccharidkomplex, bestehend aus Glykoproteinen und anderen Zuckerverbindungen mit niedrigem Molekulargewicht.

Gerbstoffe: Sie binden die Eiweißstoffe der Haut und der Schleimhaut und machen sie damit widerstandsfähig. Sie wirken zusammenziehend und entziehen den Bakterien auf der verletzten Haut die Lebensgrundlage.

Glucane: Sind Polysaccharide, die nur aus D-Glucose-Molekülen aufgebaut sind.

Glykoside: Die Gruppe der Glykoside ist sehr groß. Gemeinsam ist allen, dass sie durch Hydrolyse gespalten werden können. Eines der bekanntesten Glykoside ist das Digitalis im Fingerhut; sie wirken besonders auf den Verdauungstrakt.

Hypodermale Injektion: Injektion in die Unterhautschicht intramuskuläre Injektion: Injektion in den Skelettmuskel mittels Spritze und Kanüle (beziehungsweise Fertigspritze). Ziel ist es, das Arzneimittel unter Umgehung des Magen-Darm-Traktes mit einer gewissen Depotwirkung (zum Beispiel Hormonpräparate, Antipsychotika, Antibiotika) zu verabreichen. Die intramuskuläre Injektion wird in der Humanmedizin auch für die meisten Impfungen eingesetzt.

Inulin: Zählt zu den Fruktanen. Pflanzen lagern Inulin als Reservestoff ein, insbesondere Arten der Korbblütler sie Topinambur, Dahlien, Artischocken, Löwenzahn.

Kieselsäure: Födert die Gesundheit des Bindegewebes, der Haare, Nägel und generell der Haut. Als Kristall ist es auch als Silikat bekannt.

Laminarin: In Wasser lösliches Polysaccharid. In seiner polymerisierten Form dient es Algen, vor allem Braunalgen, als Energiespeicher, ähnlich wie die Stärke bei Landpflanzen.

Phlorotannin: Reich an ursprünglichen Meerespolyphenolen, so genannte Phlorotannine, die als Antioxidantien wirken.

Polysaccharide: Auch als Mehrfachzucker, Vielfachzucker bekannt. Es sind Kohlenhydrate, die aus mindestens 10 Monosacchariden über eine glykosidische Bindung verbunden sind. Beispiele für Polysaccharide sind Glykogen, Stärke, Pektin, Chitin, Kallose und Cellulose. Sie spielen für Pflanzen, Tiere und Menschen eine wichtige Rolle als Schleimstoffe, Reservestoffe und Nährstoffe. Zellwände von Pflanzen bestehen zu über 50 Prozent aus Zellulose, sie hat eine stützende Funktion für die Zellwand.

PSA-Wert: Ein hoher PSA-Wert geht meist mit Veränderungen der Prostata einher. Je höher der PSA-Wert ist, desto höher ist die Wahrscheinlichkeit, dass eine Erkrankung vorliegt.

Psoriasis: Hautekzem, Schuppenflechte

Quercetin: Ein Flavonoid, zählt zur Untergruppe der Flavonole

Rous Sarkomen: Das Rous-Sarkom-Virus (RSV) ist ein Retrovirus. 1911 gelang es Peyton Rous, filtriertes zellfreies Extrakt aus Hühnertumoren in gesunde Hühner zu injizieren und damit in diesen dieselben Tumoren hervorzurufen. Die Tumore bestanden aus Bindegewebe und wurden daher als Sarkome bezeichnet.

Saponine: Fremdwort für Seifenstoffe, sie verflüssigen den Schleim und erleichtern das Abhusten.

Schleimstoffe: Dies sind kohlenhydrathaltige Stoffe, die sehr stark quellen können und Fäden ziehen. Sie wirken reizlindernd.

Senföle: Sie gehören zu den ätherischen Ölen und haben eine antibiotische Wirkung.

Synergie: Bezeichnet das Zusammenwirken von Lebewesen, Stoffen oder Kräften, die „sich gegenseitig fördern" beziehungsweise einen daraus resultierenden gemeinsamen Nutzen erwirken.
Eine Umschreibung von Synergie findet sich in dem Ausspruch von Aristoteles: *„Das Ganze ist mehr als die Summe seiner Teile."*

Toxinämie: Blutvergiftung

Triglyceride: Natürliche Fette bestehen zum überwiegenden Teil aus Triglycerolen mit drei langkettigen Fettsäuren, die meist aus unverzweigten Ketten mit vier bis 26, typischerweise zwölf bis 22 Kohlenstoff-Atomen bestehen.
Erhöhte Triglyceridewerte im Blut (über 150 mg/dl beziehungsweise 1,7 mmol/l) weisen auf eine Fettstoffwechselstörung hin. Auch bei anderen Erkrankungen wie Hypothyreose oder Nierenleid sind diese Werte erhöht. Erhöhte Triglyceridmengen stellen ein Risiko dar, da sie die Bildung von Thrombosen oder eine Arteriosklerose der Blutgefäße fördern können.

45. QUELLEN

Bennett, Caroline Deharde,
I want to live using Essiac, 2012

Caisse, Rene
I was Canada's Cancer Nurse, New York, 1966

Clark, Hulda
The Cure for all Cancers, San Diego, ProMotion Publishing, 1993

Kroeger, Hanna.
Parasites: The Enemy Within. Boulder, CO: Hanna Kroeger Publications, 1991

Lui und Chan 1995a, b, c; Yan et al. 1996

Lust, John
The Herb Book, 1974

Olsen, Cynthia
Essiac: A native herbal cancer remedy, Pagosa 1998

Snow, Sheila & Klein, Mali
The Complete Essiac Essentials, 2010

Tai, J., Cheung S., In vitro comparison of Essiac and Flor*Essence on human tumor cell lines. Oncology Reports.

Thomas, Richard
The Essiac Report, Los Angeles, 1993

Singerhoff, Lorelies
Gesund mit Flor*Essence, Lüchow Verlag, 2005

Weil, Andrew
Natural Health, Natural Medicine. Boston, 1990

Werbach, Melvyn R.
Nutritional Influences on Illness. New Canaan, Keats Publishing, 1990

Willfort, Richard
Gesund durch Heilkräuter, Rudolf Trauner Verlag, 2010

Yan, R, Lao Q., http://www.cessiac.com/clinicals/39%20Cases.h

www.cancertutor.com/Cancer/Essiac_Warnings.html

www.indian-essence.de

www.indianessence.org/text/de/index-t1.htm

46. BEZUGSQUELLEN

Flor*Essence

Quintessence Naturprodukte GmbH & Co. KG
www.natuerlich-quintessence.de
und deutschlandweit in allen Apotheken

Indian*Essence

IWF (INTERNATIONAL) Headoffice INDIAN WISDOM FOUNDA-
TION
Dr. Martina Kässner Fischer (Deutschland und Österreich)
Kerstin und Bernhard Zöller
Ernst-Renz-Straße 17
D-76 646 Bruchsal
Deutschland
Telefon: (0049) - 0-7257 - 902 772

Die IWF (INTERNATIONAL) sucht für ihr außergewöhnliches Ethno-
Produkt weltweit IWF-Berater (Therapeuten, Ärzte, Kliniken, Natur-
ärzte, Heilpraktiker, Gesundheits- und Ernährungsberater, beratende
Wiederverkäufer wie Apotheker, Drogisten und so weiter)

Schwarze Salbe: www.cernamast.eu
Schwarze Salbe Kräuter: www.cernamast.eu

Die **Flor*Essence und Indian*Essence** sind über den Jim Humble
Verlag erhältlich.
www.jimhumbleverlag.com
info@jimhumbleverlag.com

DIE VERBOTENEN KREBSHEILUNGEN

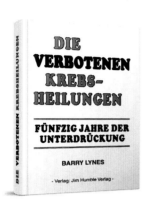

Fünfzig Jahre der Unterdrückung

Royal R. Rife, geboren 1888, war eines der größten wissenschaftlichen Genies des 20. Jahrhunderts. Im Jahre 1920 begann er mit der Krebsforschung, und bereits 1932 hatte er den Krebsvirus isoliert. Im Labor fand er heraus, wie man ihn abtötet, und er heilte Krebs bei Tieren. Im Jahre 1934 eröffnete er eine Klinik, in der es ihm innerhalb von drei Monaten gelang, 16 von 16 Krebsfällen zu heilen. Er arbeitete mit den angesehensten amerikanischen Forschern und führenden Ärzten aus Südkalifornien zusammen. Mit Hilfe der Elektronik zerstörte er bei Patienten den Krebsvirus und ermöglichte es damit ihrem Immunsystem, die Gesundheit wieder herzustellen.

Die Entdeckung und die Unterdrückung einer Krebskur, die viele Menschen heilte!

„Barry Lynes ist einer der wichtigsten Medizinjournalisten in unserem Land. Mit Unterstützung von John Crane, einem langjährigen Freund und Assistenten von Roy Rife, hat Barry ein Meisterwerk geschaffen … Die Ursache für Krebs und die Möglichkeit der Heilung waren bereits in den dreißiger Jahren bekannt. Dieses Geschenk an die Menschheit wurde all diese Jahre von den Mächtigen innerhalb der Medizin und der Pharmaindustrie unterdrückt. Wir sollten Barry dabei helfen, Rifes großartige Arbeit wieder in Erinnerung zu rufen."

Dr. med. Roy Kupsinel,

Die verbotenen Krebsheilungen, Autor: Barry Lynes
ISBN: 9789088790829, Seiten 185
Hardcover

MMS – KRANKHEITEN EINFACH HEILEN

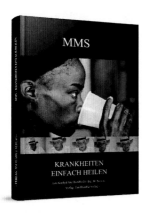

Das lang ersehnte MMS-Anwenderbuch.

Nach der ersten Auflage von Jim Humbles Buch „MMS – Der Durchbruch" im Jahre 2007 hat Jim Humble nicht still gesessen, sondern die Anleitungen von MMS weiterentwickelt. In diesem Buch, in dem Jim Humble als Co-Autor mit gearbeitet hat, finden Sie die neuesten Anleitungen und Anwendungsverfahren mit MMS, einfach und detailliert beschrieben und mit vielen Fotos illustriert.

Jim Humble sagt zu diesem Buch:

Leo Koehof, der Autor dieses Buches, hat viel Zeit mit mir in verschiedenen Ländern dieser Erde verbracht. Zunächst besuchte er mich für eine Woche in Malawi, Ostafrika, wo er Zeuge wurde, wie wir dort in einer Klinik viele Menschen mit MMS von Krankheiten wie HIV/AIDS und ihren vielen Begleiterkrankungen heilten. Obwohl er in Mozambique schon viele Menschen mit MMS behandelt hatte, besuchte er mich in der Dominikanischen Republik, um an meinem ersten Seminar über MMS teilzunehmen.

Obwohl MMS einfach in der Anwendung ist, ist dennoch ein solides Wissen notwendig, Leo hat in diesem Buch die verschiedenen Anwendungsbereiche und Anleitungen von MMS in einer einfachen aber präzisen Sprache verfasst, die auch für Laien verständlich ist ….

Jim Humble

6. Auflage – in 6 Sprachen übersetzt
ISBN: 9789088790027. Seiten 178
Hardcover

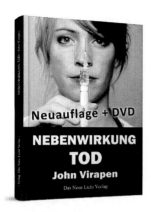

NEBENWIRKUNG TOD

Neuauflage + gratis Vortrags-DVD

John Virapen: Bestseller-Autor. Seine Bücher stehen für Wahrheit, Spannung, Sensation, Aufdeckung und Aufklärung.

Mit seiner Lebensgeschichte deckt ein Ex-Pharma-Manager die Korruption, Scheinwissenschaft, Bestechung und Manipulation der Pharmaindustrie auf.

Wussten Sie beispielsweise, dass ...

- die Pharma-Industrie bis zu 35.000 Euro jährlich pro niedergelassenem Arzt ausgibt, um diesen dazu zu bringen, ihre Produkte zu verschreiben?
- sie Krankheiten erfindet, um ihren Absatzmarkt zu vergrößern?
- bereits die Medizinstudenten durch die Pharma-Industrie instruiert und gesponsert werden?
- zunehmend Kinder als Zielgruppe dazugezogen werden?

Das Buch „Nebenwirkung Tod" ist in vielerlei Hinsicht eine wertvolle Dokumentation aus erster Hand eines Insiders, die nicht nur die wahren Hintergründe und Absichten einiger Mächtiger zeigt, sondern auch das, was sich hinter den Kulissen der Pharma-Industrie, dem Medizinwesen und der Politik wirklich abspielt.

Nebenwirkung Tod + DVD, Autor: John Virapen
ISBN: 9789088790362, Seiten 270
Softcover

MMS GOLD®

Das neue Lebensmineral

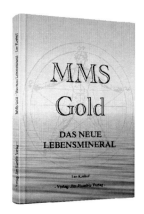

Anwendungsmöglichkeiten von MMS-Gold.

Die Supermineralien ergänzen den Körper mit allen wichtigen Mineralien und Spurenelementen, die für eine optimale Zellfunktion unentbehrlich sind. Unerwünschte Stoffe werden gebunden und eliminiert, wodurch das Gleichgewicht im Körper wieder hergestellt wird. Es reinigt das Wasser, bricht Mikrocluster auf und restrukturiert und optimiert das Wasser.

Fügen Sie einfach ein paar Tropfen in das Wasser, das Sie zum Kochen und zum Trinken verwenden. Es eliminiert Chlor, Fluor, pharmazeutische Rückstände, Chemie, Plastik, Lösungsmittel, Schwermetalle und Pathogene aus dem Wasser. Es gibt dem Körper das ganze Spektrum an Spurenelementen in flüssiger Form. MMS-Gold® tötet Viren, schädliche Bakterien und Parasiten durch Oxidation und verhindert deren Verbreitung und Wachstum, auch im Körper. Es löst Ablagerungen (Kalzifizierung) aus Zellen, Drüsen, Organen und anderen Körpergeweben. Es erhöht die Sauerstoffzufuhr und fördert die Aufnahme und die Assimilation von Nährstoffen in den Zellen.

Es stimuliert die Zellaktivität. Es aktiviert Hormonfunktionen wie die Freisetzung von Glutathion und Super-Oxid-Dismutase. Es findet ein tief gehender Wasseraustausch bis auf zelluläre Ebenen statt. Eine Anreicherung von Spurenelementen verbessert enzymatische Funktionen im Körper.

MMS-Gold® das neue Lebensmineral, Autor: Leo Koehof
ISNB: 9789088790348, Seiten 152
Softcover

MMS GOLD® - MINERALISCHE WASSERREINIGUNGSTROPFEN

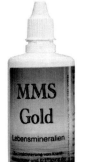

Mit dem Supermineralwasser sind gute Erfolge erzielt worden.

Allgemeine und präventive Anwendung:
1x täglich 5 bis 8 Tropfen auf ein Glas Wasser.
Für das Reinigen von Obst, Gemüse und zum Kochen. 1 Esslöffel auf 10 Liter Wasser.

In der Badewanne: 3 Esslöffel auf eine Badewanne. Lassen Sie sich bis tief in die Poren reinwaschen. Sie werden staunen, wie rein sich Ihre Haut nach einem MMS-Gold®-Bad mit Supermineralien anfühlt. Ein MMS-Gold®-Bad ist sehr empfehlenswert bei Hautleiden, Erkältung, Heuschnupfen, Augenleiden, Problemen mit den Luftwegen. Reinigen Sie zuvor Ihre Badewanne, damit die Minerallösung sich nicht mit Unreinheiten verbindet.

Innere Körperreinigung: Superreinigung (Superspritze). Nehmen Sie 1-mal täglich (morgens) 1 Teelöffel MMS-Gold® in einem Glas Wasser und trinken Sie das Wasser hintereinander leer. Fügen Sie einen Teelöffel MMS-Gold® in einen Liter Wasser und trinken Sie dieses Wasser über den Tag verteilt. Sie werden sich nach einem Monat wie neu geboren fühlen. 1 Esslöffel in einen Liter Wasser. Trinken Sie das Wasser über den Tag verteilt.

Kurmäßig: Abhängig von der Art der Erkrankung kann es drei bis vier Monate dauern, bis Ihr Körper völlig mit den Mineralien und den Spurenelementen gesättigt worden ist. Während dieser Zeit kann es sein, dass Sie zunehmend Linderung der Schmerzen und der Krankheitssymptome an Ihrem Körper wahrnehmen.

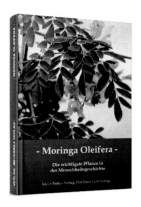

MORINGA OLEIFERA

Die wichtigste Pflanze in der Menschheitsgeschichte.

Der Autor Claus Barta hat nach jahrelangen und akribischen Recherchen über Moringa Oleifera ein großartiges Sammelwerk über diesen wahren „Wunderbaum" zu Stande gebracht.

Dieses Buch hat als Sach-, Fach-, und Lehrbuch bei Ärzten, Heilpraktikern und Nahrungswissenschaftlern große Begeisterung und Faszination ausgelöst.

Durch die einfache und sorgfältige Art der Erläuterungen und die vielen schönen Fotoaufnahmen des Moringabaumes ist dieses Buch auch geeignet für Laien und all diejenigen, die sich aus Interesse gerne mit dem Thema Nahrung und Gesundheit befassen möchten.

Gab es im Jahre 2008 im Internet noch keine deutschsprachigen Informationen über Moringa Oleifera, so können Sie heute schon vieles über diese Pflanze finden. Immer wieder hören wir die gleiche Frage: „Warum habe ich nicht eher von Moringa gehört?" Vielleicht ist für Sie der Name „Moringa" auch noch ein Fremdwort. Unser Rat: Lesen Sie das Buch „Moringa Oleifera - Die wichtigste Pflanze in der Menschheitsgeschichte", und lassen auch Sie sich von der wundervollen Heilkraft der Natur inspirieren.

Dank einiger engagierter Personen, wobei auch der Name von Prof. Dr. Klaus Becker nicht fehlen darf, konnte Moringa Oleifera in weniger als zwei Jahren bei einer großen Zahl von gesundheitsbewussten Menschen in Deutschland bekannt werden.

Moringa oleifera, Autor: Claus Barta
ISBN: 9789088790133, Seiten 365
Softcover

DIE KREBSLÜGE

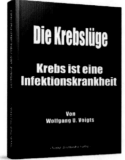

In diesem Buch von Wolfgang U. Voigts lernen Sie die Erkrankung Krebs als ein Perpetuum Mobile kennen, das durch die „Chemie-Pharma" nach dem Zweiten Weltkrieg entwickelt und bis zum heutigen Tag bewusst aufrechterhalten wurde.

Durch Fehlinformationen und Lügen wurde ein manipuliertes falsches Krankheitsbild erzeugt. Mit Beherrschung der Medien und Ausbildung eines gewaltigen Netzwerkes wurde dieses falsche Krankheitsbild weiter verbreitet.

Schon seit nahezu hundert Jahren sind die Zivilisationskrankheiten der Menschen ein lukratives Geschäft für die Pharma-Industrie. Diejenigen, die in diesem Geschäft die Fäden ziehen, sehen ihr Einkommen nicht gerne geschmälert. Krebs ist dabei eine der lukrativsten Quellen, die man auch weiterhin ausbeuten will.

Als Wissenschaftler und „Krebskranker" auf der Suche nach Heilung wurde er schnell mit den Widersprüchen der Medizin bzgl. dieser und anderer Zivilisationskrankheit konfrontiert und fing an, unkonventionelle (Aus-) Wege zu suchen. Er wusste, den Krebs zu stoppen und den Körper ohne jegliche pharmazeutische Therapie, nur mit natürlichen Mitteln, zu heilen.

Die Krebslüge ist ein empfehlenswertes Buch für alle, die mit der Krebskrankheit konfrontiert sind, aber auch für all diejenigen, die sich vor solch einer Diagnose schützen wollen.

Die Krebslüge, Autor: Wolfgang U. Voigts,
ISBN: 9789088790234, Seiten 308.
Hardcover

SCHWARZE SALBE

HEILUNG VON BRUST- UND HAUT-KREBS IM 21. JAHRHUNDERT

Das neue Credo nach MMS

Die Schwarze Salbe ist eine neu entdeckte, aber altbewährte „Salbe", die leider in Vergessenheit geraten ist.

Bei dem Wort „Salbe" denkt man sofort an eine medizinische Creme zur Behandlung von Hautkrankheiten. Bei der „Schwarzen Salbe" handelt es sich jedoch um eine Diagnosemöglichkeit, ob Sie Krebs haben oder nicht.

Tragen Sie die „Schwarze Salbe" einfach für 24 Stunden auf die vermutete Krebsstelle auf. Danach können Sie die Salbe mit warmem Wasser abwaschen.

Die meisten Menschen spüren die ersten Tage nichts. Der Nachweis, ob es sich um vermuteten Brust- oder Hautkrebs handelte, vollzieht sich oft in der Tiefe des Gewebes. Innerhalb von ca. 14 Tagen fällt das Krebsgeschwür aus der Haut heraus. Nun wissen Sie, dass es sich um einen bösartigen Tumor handelte.

Differenzierung: Hat sich ein Krebsgeschwür gebildet, dann werden die Krebszellen von der gesunden Haut getrennt, und das kranke Gewebe löst sich und fällt aus der Haut heraus.

Lesen Sie alles dazu in diesem ungewöhnlichen Buch!

Schwarze Salbe, Autor: Adrian Jones
ISBN: 9789088790218, Seiten 194
Softcover

WENN HEILEN
ZUM VERBRECHEN
WIRD

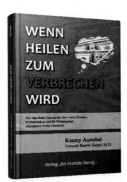

Die erstaunliche Geschichte des Aufstiegs, des Untergangs und des Wiederaufstiegs der Krebskliniken von Hoxsey sind ein klassisches Beispiel für die unglückselige Politik der Medizin und die Unterdrückung viel versprechender alternativer Krebstherapien, deren Akzeptanz nun endlich unvermeidbar zu sein scheint. Als das Amt für Alternative Medizin, eine Unterabteilung des Nationalen Instituts für Gesundheit, kürzlich eine vorläufige wissenschaftliche Untersuchung der Methoden Hoxseys in Auftrag gab, stellte dies eine radikale Abkehr von seiner bisherigen Politik dar, einen Waffenstillstand in einem fast 75 Jahre andauernden Krieg der Schulmedizin gegen die angebliche „Quacksalberei".

Die Regierung sah sich endlich genötigt, die wohl umstrittenste alternative Krebstherapie in der amerikanischen Geschichte anzuerkennen.

„Wenn Heilen zum Verbrechen wird" ist wohl die am besten erhaltene Dokumentation, die aufzeigt, welche verbrecherischen Wege die organisierte Medizin bewandert hat, um ihr Ziel, die Ausrottung der natürlichen Heilmethoden, zu erreichen.

Nach dem Lesen dieses Buches werden Sie wissen, was Sie bei einer Krankheit zu tun haben. Gehen Sie dennoch zum Arzt, sind Sie selber schuld.

Wenn Heilen zum Verbrechen wird, Autor Kenny Ausubel
ISBN: 9789088790744, Seiten 470
Hardcover

STROPHANTHIN

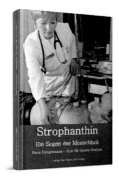

Ein Segen der Menschheit

Der Arzt Hans Kaegelmann geht mit den Strophanthin-Gegnern hart ins Gericht.

Seiner Meinung nach sind mit der präventiven per-oralen Medikation von Strophanthin fast alle so ge-nannten Herzreinfarkte und Angina-Pectoris-Beschwerden vermeidbar.

Doch leider wurde, wie viele andere natürliche Heilmittel, auch dieses hochwirksame natürliche Medikament durch wirtschaftliche Interessen der Pharmaindustrie stillschweigend vom Markt verdrängt. Das Ergebnis ist, dass seitdem weltweit viele Menschen in einer Größenordnung unvorstell-baren Ausmaßes qualvoll und unnötig an Herzkrankheiten leiden und am Herzinfarkt sterben. Auch heute noch können viele Ärzte und Tausende Patienten die segensreiche Wirkung von Strophanthin bestätigen.

Die durch die Weltgesundheitsorganisation (WHO) statistisch belegte Pandemie der Herzinfarkte und übrigen Herzkrankheiten wird somit künst-lich am Leben gehalten und könnte, laut Aussage des Arztes und Wissen-schaftlers Hans Kaegelmann, bei der richtigen Anwendung von Strophan-thin in kurzer Zeit beendet sein.

In diesem Buch informiert Hans Kaegelmann auf eine für jeden Betroffe-nen leicht verständliche Art und Weise, was er tun kann um sein unnötiges Leiden zu beenden.

Strophanthin, Autor: H. Kaegelmann, W. Debusmann,
ISBN: 9789088790157, Seiten 122.
Hardcover